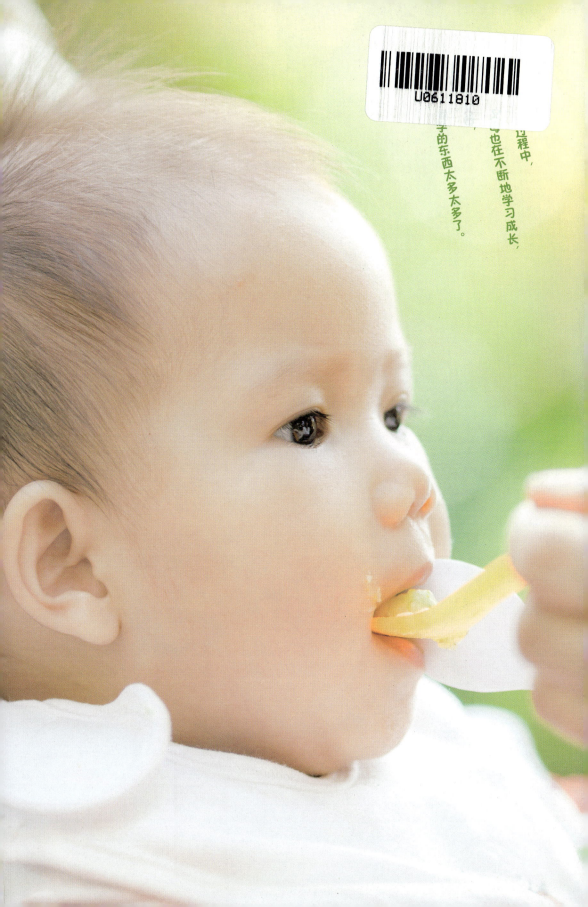

程中，

也在不断地学习成长，

学的东西太多太多了。

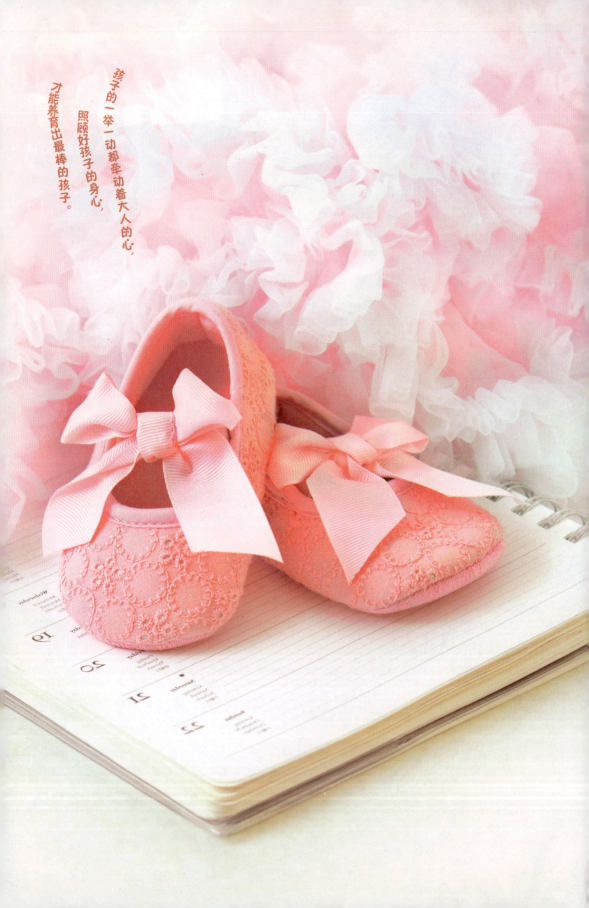

孩子的一举一动都牵动着大人的心，
照顾好孩子的身心，
才能养育出最棒的孩子。

逗号张
孕育幸福事
育儿系列

儿科医生妈妈的

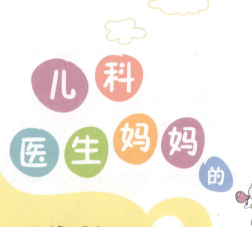

宝宝日常护理

全攻略

马建荣 编著

电子工业出版社·
Publishing House of Electronics Industry
北京·BEIJING

图书在版编目（CIP）数据

儿科医生妈妈的宝宝日常护理全攻略／马建荣编著. — 北京：电子工业出版社，2016.11

（孕育幸福事·育儿系列）

ISBN 978-7-121-30060-8

Ⅰ.①儿… Ⅱ.①马… Ⅲ.①婴幼儿－护理－基本知识 Ⅳ.①R174

中国版本图书馆CIP数据核字（2016）第235912号

逗号张文化创意
13910136213
全案策划

策划编辑：牛晓丽
责任编辑：刘　晓
特约编辑：孔　玲
印　　刷：北京盛通印刷股份有限公司
装　　订：北京盛通印刷股份有限公司
出版发行：电子工业出版社
　　　　　北京市海淀区万寿路173信箱　邮编：100036
开　　本：720×1000　1/16　印张：15　字数：288千字　彩插：1
版　　次：2016年11月第1版
印　　次：2018年9月第3次印刷
定　　价：49.90元

凡所购买电子工业出版社图书有缺损问题，请向购买书店调换。若书店售缺，请与本社发行部联系，联系及邮购电话：（010）88254888，88258888。

质量投诉请发邮件至zlts@phei.com.cn，盗版侵权举报请发邮件到dbqq@phei.com.cn。

本书咨询联系方式：QQ 9616328。

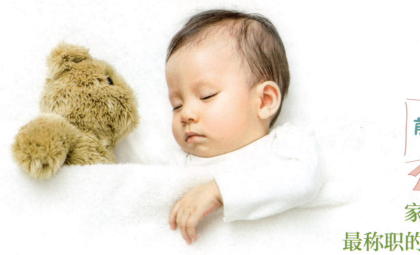

家长是宝宝最称职的护理医生

我既是医生，又是妈妈。

作为医生，我整天都要面对各种各样的患儿。多年的儿科门诊经历中，我发现由于家长的不恰当护理而导致宝宝生病或者发育异常的，不在少数。过度治疗、滥用营养素、一味讲究无菌……对育儿常识的无知或错误认识，常给宝宝的成长、健康带来不可逆的伤害。

作为妈妈，我更深地体会到了为人父母的不易，要想照顾好宝宝，父母需要学习的东西太多太多了。父母只有掌握了宝宝的日常护理知识，才能从容面对生活中的各种意外，呵护宝宝健康成长。

所以，我特别希望能将我掌握的护理常识和照顾宝宝的经验分享给大家，让不懂医学知识的家长，也能像专业人员那样护理好宝宝，并在宝宝急需帮助的时候，给他最好的支持、最正确的救护。这就是我写这本书的初衷。

这本书涉及两大方面的内容，一是宝宝的护理，二是预防疾病和意外伤害。护理方面，有我护理宝宝的亲身经验，也有冷静观察别人带宝宝时的思考，包括了宝宝吃喝拉撒睡各个方面的问题。预防疾病和意外伤害方面，也有我照顾宝宝的感悟，但更多的则是在儿科诊室看诊时常遇到的问题。这些问题家长不一定都会遇到，但还是要认真看看。里面不仅有对待很多问题的正确做法和技巧，也有很多禁忌事项以及不恰当的做法，希望家长引起注意，避免家长因走入某些误区而对宝宝造成伤害。另外，对一些常见病的用药问题，我也做了专门的讲述。

总之我希望家长能认真看看这本书，希望给宝宝的健康成长带来帮助。

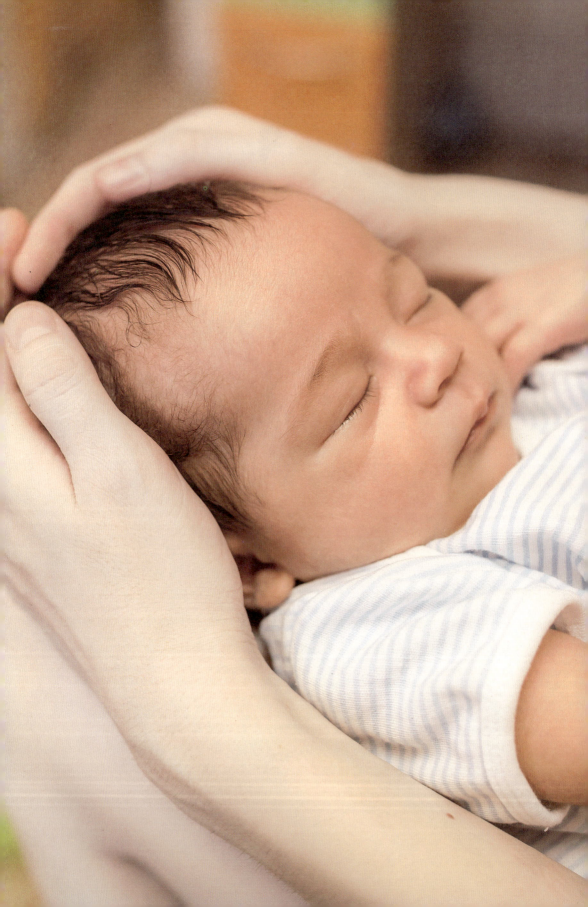

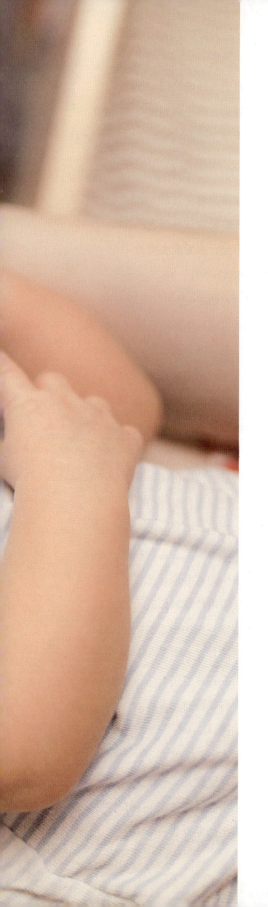

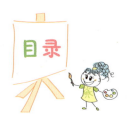

目录

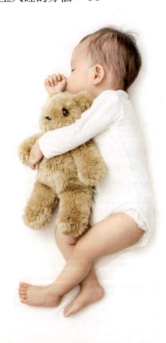

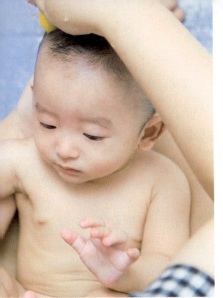

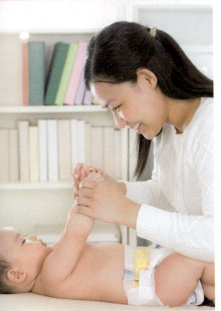

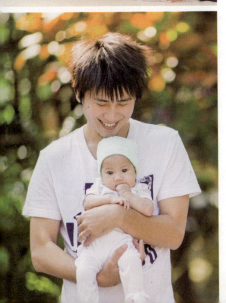

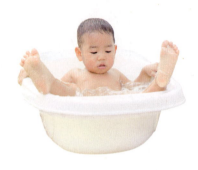

四季：宝宝的春夏秋冬这么过……140

护理盲区：医生妈妈也会忽略的护理区域……154

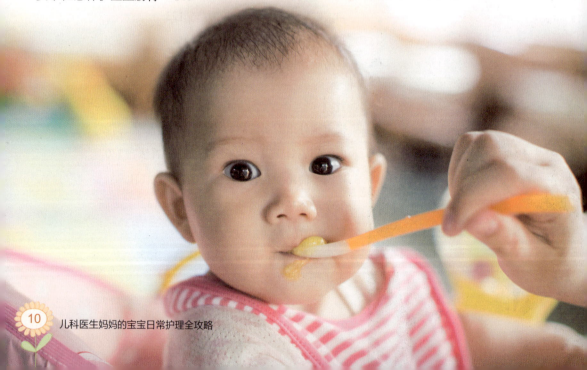

宝宝异常状况篇……165

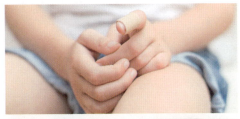

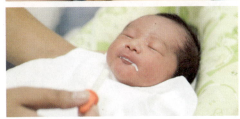

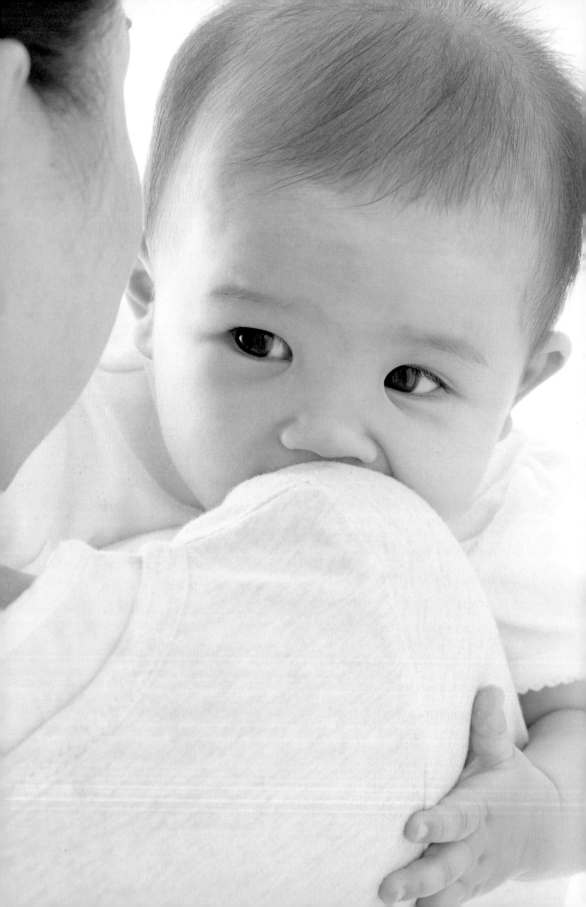

宝
宝
日
常
护
理
篇

每位父母都希望自己家里有位医生，这样一来，宝宝有个头疼脑热就不至于手足无措，总往医院跑了。作为儿科医生、一位妈妈，我对此深有体会。

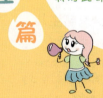

抱起新生儿是门技术活

刚出生的宝宝，肌肉和关节都比较脆弱，正确的抱起姿势能有效避免他受伤害。而且，抱得好，大人也不累。

宝宝出生后，病房里的护士都会教导妈妈抱宝宝的方法，要认真学习，记住要领，别想当然地认为这很简单。不过，新生儿也绝不是脆弱到一点力都不能受。我们有时候能碰见第一次抱宝宝紧张得浑身冒汗的妈妈，抱宝宝像端着一样，也没必要。只要姿势、方法正确，就可以大胆地抱起宝宝。

爱心叮咛

不管什么抱法，一定要护着宝宝的颈部和臀部，因为颈椎和腰椎是最脆弱的地方，却又是最容易受力过大的地方，抱的时候一定不能让这两个部位过分受力或过度扭曲。

 摇篮式抱法最适合新生儿

最适合用在新生儿身上的是摇篮式抱法：让新生儿身体贴着大人胸腹部，躺在大人手臂上。具体抱法如下：

1 让宝宝平躺在床上，如果不是平躺就把他翻成平躺。大人弯腰将一只手插入新生儿颈部下方，另一只手反方向插入臀部下方，双手一起用力将宝宝托起来。

2 托起的同时，托着颈部的前臂向内侧转，让宝宝的背部躺在手臂上，这时候他的头颈部就自然躺在手肘处。托着臀部的前臂向外转，手肘向内转，让宝宝的臀部和腿放在手臂上，手掌就自然托着宝宝的背部了。这时候两条手臂以及自己的身体是平行的，手臂承托宝宝的面积是最大的，宝宝就很舒服了。

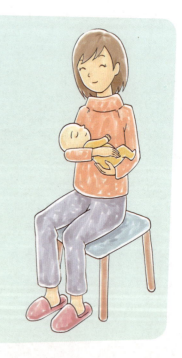

新生儿也不是绝对不能竖抱

常在病房里听到老一辈们大呼小叫呵斥妈妈，不让竖着抱新生儿。新生儿的确不应该长时间竖着抱，但偶尔竖着抱一下也是可以的。宝宝是很喜欢竖着抱的，竖着抱对他的视力发育、智力发育、头颈部肌肉力量增强都是有好处的。所以，没必要那么紧张，我们说过新生儿并不像想象中的那么脆弱。当然竖着抱也要方法正确才行，并且早期不要太频繁，每次一两分钟就可以。满月以后就可以时不时竖着抱一下了。

竖抱新生儿动作要领

竖抱和横抱一样，要保护好宝宝的头颈部和腰椎，使其不要受太大力。新生儿时期适合的竖抱是让宝宝胸腹部贴着大人胸部，头部搭在大人肩膀上，大人一手抚着颈后，一手护着其后背和臀部。具体方法如下：

1 先把宝宝横抱起来，然后托着头颈部的手肘往上移，托着臀部的手臂往对侧送，让宝宝转成竖直趴在大人身上。

2 托着头颈部的手臂转一下，用手掌轻轻握住宝宝后颈，让他的眼睛高出大人肩膀，手臂和身体夹住宝宝身体，另一只手托住宝宝臀部就可以了。

还有一点很重要，就是竖抱起宝宝后，大人的身体要略向后仰，这样宝宝的脊椎受力就不会太大了。

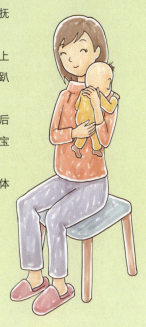

爱心叮咛

竖抱新生儿的时候，其实是让新生儿趴在大人身上，减轻新生儿头部对颈椎、脊椎造成的压力。

新妈妈必学的 5 种抱姿

随着宝宝长大，抱的方法和花样还会增加，而且长大一点的宝宝早已经不满足于一种抱法了。妈妈们要多尝试一些抱法，以便让宝宝得到更多的锻炼和体验，同时自己也可以用多种方式交替抱宝宝，以免因长时间用同一种抱法导致某部分肌肉过于劳累。

面对面的抱法

让宝宝坐在妈妈的腿上，与妈妈面对面，他能更清晰地看到妈妈的面部表情、嘴形、眼部动作等。满月以后可以偶尔尝试面对面的抱法。抱的时候，一手托住宝宝的后颈，一手托着宝宝的臀部，让宝宝的身体略向后仰，大概二三十度角，以减轻宝宝腰椎的压力。如果妈妈是坐着的，可以让宝宝坐在妈妈的腿上，手扶着宝宝的后背就可以了。如果宝宝的骨头已经比较硬实了，只需双手相对，像握球一样固定他的手臂和身体就可以了。

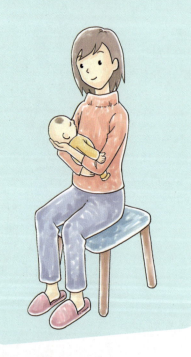

跨坐式抱法

宝宝 6 个多月以后，可以试着让宝宝跨坐在自己的腰侧，同侧手护住宝宝的腰间就可以了，另一只手可以扶着宝宝的臀部。用这种方法抱宝宝，宝宝大部分重量在妈妈的腰上，让妈妈的手臂省力不少。宝宝长到 1 周岁后，这种让宝宝跨坐在腰侧的抱法可以改为让宝宝面对面地跨坐在肚子上的抱法。宝宝双腿分开夹着妈妈的腰，妈妈的手扶着宝宝的腰和臀部就可以了，这种抱法也比较省力。

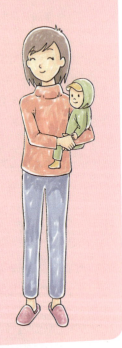

脸朝前的抱法

宝宝满 6 个月以后，头部已经能稳定居中直立了，这时就可以像抱一个枕头一样抱着他了。让宝宝脸朝前，妈妈双手臂平行搂住宝宝的胸部和腹部就可以了。

身侧夹抱的方法

这种抱法在给宝宝洗头的时候用特别适合。妈妈先侧身对着宝宝，远离宝宝的那一只手放在宝宝头颈下方，另一只手托住宝宝臀部、腿部，将宝宝托起来，身体配合夹住宝宝的身体即可。宝宝七八个月后，可以单手像夹篮球一样短时间把他夹在身侧或身前都行。

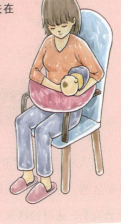

安全座椅式竖抱法

宝宝满 3 个月以后，可以让宝宝像坐安全座椅一样坐在大人手臂上，大人和宝宝都会比较舒服。这种抱法使宝宝拥有和大人一样的视野，对他视觉能力的发育有很大的促进作用，对他的大脑发育也有促进作用。

1 先让宝宝仰卧，大人一只手从内侧插入宝宝头颈部下方，另一只手同样从内侧插入宝宝臀下，托住，将宝宝托起来。

2 大人上身后仰，同时托着宝宝头颈部的手向上转，托着宝宝臀部的手向下转，顺着身体后仰的劲，让宝宝后背靠上大人的胸部。

3 把托着宝宝头颈部的手抽出来，从宝宝的肩部向下从身前搂住他，另一只手从宝宝两腿的下方穿过，跟前一只手的手腕相交，就好了。

这样抱着，大人的一只手臂是宝宝的座椅，另一只手臂是安全带，非常安全且舒适。注意这样抱着的时候，大人上半身一定要挺直或者略向后仰，不要前倾，以免宝宝脊椎的压力增大。

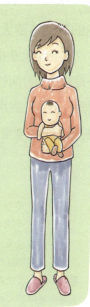

抱宝宝不能犯的 3 个错误

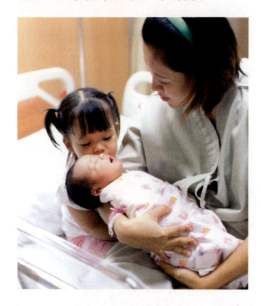

家人应该多抱抱宝宝，拥抱可以给宝宝安全感，有助于他与妈妈建立起健全的亲子关系，这对他将来与别人建立正常的关系是有影响的。不过抱宝宝要避免一些错误的做法，不然会对宝宝不利。

抱的时间不要太长

多抱宝宝是指抱的次数频繁一点，而不是指抱的时间长一点，一次性抱的时间要短一些，特别是新生儿时期，更要短一些。长时间抱宝宝，宝宝的肌肉会紧张。最舒服的休息场所还是床。而且这时期宝宝的骨骼还比较软，如果长时间抱他，可能会影响他骨骼的正常发育，使肢体变形。另外，抱着的时间太长，尤其是新生儿期，会使宝宝不喜欢在床上睡觉。这不仅对宝宝发育不利，也会使妈妈特别劳累。

每次抱宝宝 5~10 分钟就可以了，之后就把他放回床上，让他睡觉或者玩耍。

不能夹着宝宝的腋下提起来

抱起宝宝尤其是新生宝宝时不能夹着他的腋下将他提起来。新生宝宝头部的重量占到了全身的 1/4，头重脚轻，夹着腋下将他提起来，会使他的头部下垂，从而严重损伤他颈部的肌肉、骨骼和关节。所以，抱起宝宝时最先要护住的就是他的头颈部。

不要抱着宝宝猛烈摇晃

曾经在急诊室接待过一个 3 个月的宝宝，因为宝宝哭闹不睡，妈妈心烦就猛烈地左右大幅度摇晃了宝宝一会儿，结果使宝宝发生了脑震荡。这个宝宝脑震荡的程度还算比较轻，1 周以后就痊愈了。这是非常幸运的。

所以，不能边抱着宝宝边大幅度地摇晃，1 周岁以下都不能。1 周岁以前的宝宝大脑组织特别脆弱，即使轻轻碰到头骨都可能造成损害，比如发生毛细血管破裂、视网膜毛细血管充血、脑震荡等。

爱心叮咛

要善于发现宝宝的需求，两三个月的宝宝抱着抱着突然打挺哭闹了，很有可能是感觉累了，需要躺在床上了，这时候就要放下了。放在床上后，宝宝哭闹可能马上就停了，也变得安静了。

宝宝穿什么根据月龄来

宝宝皮肤敏感，选衣服首要一点是材质要温和、不刺激。另外宝宝的体温调节中枢功能较差，衣服的薄厚要掌握好，不能太热也不能太冷，越小的宝宝越要注意这点。款式的选择上除了要考虑是否好穿脱以外，还要考虑是否方便宝宝活动，不同月龄的宝宝对衣服有不同的需求。

 0~2 个月穿什么

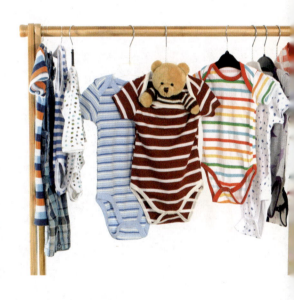

● 准备多少衣服

新生儿一般都不大出门，即使出门也会在外面包上包被，在家的时候多数要盖着被子或者毛巾之类的，所以并不需要外衣，只要准备 3 套左右内衣就够用了。

另外，也可以只准备上衣，下身用一块布包住就可以搞定了，这是在病房看到老一辈人用的方法，很实用。宝宝穿上上衣，下身包上尿布后，包上一块大约 1 米长的宽布，布的上端裹住腰间，用带子系住，像直筒裙一样，底端长出来的部分折回来压在脚下。新生宝宝大小便次数较多，这样用布抱着，换尿布很方便，而且更换的时候不会过度翻动宝宝，对宝宝刺激较小，是个比较好的方法。

● 上衣的款式

上衣可选和尚式的，就是像和尚服一样没领子、用带子系住前襟的衣服。

可以选择连体式的，开口在侧边或者前边都行。

买小背心或者套头式的卫衣，肩膀上要有开口，让宝宝的头能顺利通过。

宝宝满月后上半身可以加一件背心，更贴身，更保暖。

● 裤子的款式

出了满月后，宝宝的活动范围大了，就需要穿上裤子了。

尽量选开裆的，因为这段时间宝宝用的纸尿裤在裆部有比较大的堆积，给宝宝臀部留了比较大的空隙，不开裆的裤子会把这个空隙挤压掉，像连体泳衣一样，会使宝宝不舒服的。

裆部开口的连体衣是个好选择，比较方便换尿布，裆部还有比较大的空间。

外出时穿的裤子可以选妈妈们俗称的大屁股裤子，这种裤子裆部很肥大，不影响包纸尿裤。

如果天气暖和，宝宝可能会时不时要外出了。给宝宝上半身套一件家居服，下半身穿条开裆裤，再包个毛巾被就可以了。

● 其他细节

衣服缝线要少，而且毛边尽量在外面，以免硌到宝宝幼嫩的皮肤。

扣子可以在肩部，不要在后面和前面。扣子在后面，宝宝仰卧的时候会硌背部；扣子在前面，俯卧的时候则会硌胸部。

衣服前面或后面的开口要选系带式的。

袖口、裤脚处不能有较长的线头，特别是那种闭合的线圈，这有可能会勒住宝宝的手指头和脚趾头，如果没有及时发现，严重时会导致肢端坏死。

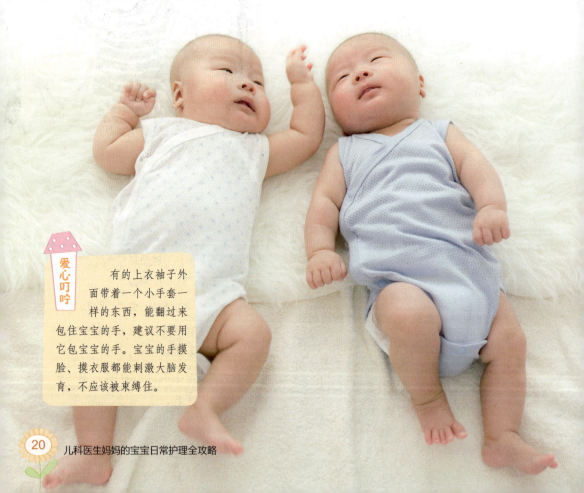

爱心叮咛

有的上衣袖子外面带着一个小手套一样的东西，能翻过来包住宝宝的手，建议不要用它包宝宝的手。宝宝的手摸脸、摸衣服都能刺激大脑发育，不应该被束缚住。

3~5 个月穿什么

3~5 个月的宝宝活动量比以前大了，衣服最好不要妨碍他手脚的活动，可以多选比较宽松的连身衣给他穿。如果是上下分体的衣服，裤子特别容易掉，而连体衣就少了这层麻烦。当然连体衣也要选方便换尿布的款式，最好是在大腿根部有扣子可以解开的。穿连体衣的阶段要多观察宝宝大腿内侧和臀部下方是否有红印，宝宝站起来后裆部是否有点勒，如果有红印或感觉到勒，就是小了，需要尽快把连体衣换了。

除了连体衣，还有背带裤也比较合适，不会频繁掉裤子。

6~12 个月穿什么

这个阶段的宝宝开始学爬、学坐、扶站等，手脚需要绝对自由，不能受限制。连体衣和背带裤在爬行的时候会勒到肩膀，妨碍宝宝自由爬行，已经不再适合宝宝了，这个阶段最好选择上下分体的衣服给宝宝穿。上衣可以长一点，盖住腹部；裤子裆部深一点，可以提到胸部以下束住上衣；裤腿可以短一点，以免总被踩到脚底。

这个阶段，宝宝外出时间明显增多了，可能每天都要出去透透气，除了内衣外最好给宝宝加上厚度适当的外衣，如果是冬天还要给宝宝围上围巾，戴上帽子，外面可以再穿一件披风或者连体外出服，或者干脆包被子。

13~24 个月穿什么

宝宝在这个阶段已经会走、会跑了，给他穿的衣服不要太大。太大的衣服看着不精神，也会妨碍宝宝活动。宝宝虽然不会说，但他能感觉到衣服似乎要掉下去了，所以总要顾及衣服，不时抬胳膊、提裤子等，不能无忧无虑地跑动。

衣服的款式方面，在裤子上注意一下，多选择大屁股的，方便里面包尿布。上衣尽量不要带领子，宝宝的脖子一般都较短，领子会让他很不舒服。

25~36 个月穿什么

在这个阶段，宝宝将逐渐学着自己脱衣服、穿衣服了，要多选择容易穿脱的衣服，背带裤和连体衣是最不适合的，太过复杂了。外套上的扣子要大，方便他自己解开或者扣上。

爱心叮咛

宝宝外出时尽量不要穿开裆裤，尤其是会走之后一定要穿上满裆的裤子，因为他会随便找个地方坐下，开裆裤很难保证臀部和外阴的卫生。

不建议给宝宝选的两类衣服

来诊室就诊的宝宝穿衣风格各有不同，但有的明显不适合宝宝。以下两类衣服我是不建议给宝宝穿的。

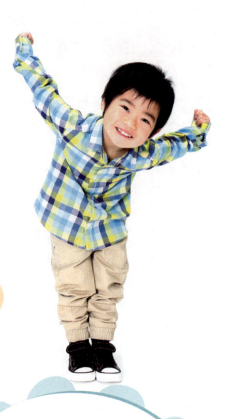

颜色灰暗的衣服

大人穿衣服选黑色、灰色可能比较酷，但这不适合宝宝。长时间给宝宝穿颜色灰暗的衣服，会影响他对色彩的感知能力，影响他空间智能的发育。空间智能发育差的宝宝长大后，对图形、色彩、方向感的认知都差一些，想象力也较差。

款式紧绷的衣服

曾经见过一个两岁半的宝宝穿着包臀裙，好看是挺好看的，但是宝宝根本没办法抬起腿来，攀爬的动作总是试一下就放弃了。还见过一个宝宝穿着廓型大衣，跟妈妈是亲子装，大衣肩部紧，宝宝没办法把手臂抬高，蹲下玩的时候大衣边又拖地了，穿这样的衣服宝宝就没法玩了。

爱心叮咛

在宝宝满 2 周岁以后，要逐渐教会宝宝感受冷暖，让他学会自己要求增减衣服，这样可以避免在上幼儿园后因为加减衣服不及时而着凉或反复出汗导致受凉感冒。

所以，给宝宝选衣服，舒适性和方便活动性是最主要的，建议妈妈把好看、时尚等先放一边，宝宝长大后再打扮也不迟。

给宝宝穿脱衣服有讲究

宝宝出院前，衣服都是由护士换的。出院后很多妈妈都比较发愁，尤其是第一次给宝宝穿脱衣服时，都不知怎么做才好。其实不必太紧张，只要掌握好方法，就能轻松做好。

掌握宝宝穿衣薄厚的两个关键

衣服的首要属性是保暖，所以给宝宝穿的衣服薄厚要合适。可以从以下两个方面来判断该给宝宝穿多厚的衣服。

看室内温度

家里温度在28℃以上，一般给宝宝穿一层单内衣就可以了，顶多再加一件单背心。如果在20℃以下，需要给宝宝穿背心和保暖衣了。如果在北方，冬天室内有暖气的时候，穿一两层单衣就足够，天冷了但还没有供暖的时候以及刚停暖的时候，室内温度较低，需要穿上保暖衣。如果在南方，冬天室内没有暖气，在保暖衣外最好再穿上外套，这样才足够暖和。

参考大人穿衣

直接参考大人穿衣厚度来确定怎么给宝宝穿更合适，要么跟大人穿得一样厚，要么比大人穿得稍薄一些，都是合适的。

门诊案例

有一年冬天，在一个有暖气的病房里，陪床的人很多，室内的温度很高。查房的时候，一个妈妈叫我们看一下宝宝身上的红斑是什么，打开衣服一看，宝宝身上一片一片发红，很明显是热脓包。大人只穿一层睡衣，宝宝却严严实实地围着厚被子，奶奶说怕风吹着。幸亏发现得早，去掉棉被一天后就痊愈了。如果发现晚一天，这些包就要化脓、破溃了，宝宝要遭不少罪。所以真的不能想当然地给宝宝多穿、多盖。

在现实中碰到的情况往往是宝宝穿得太多。很多人觉得宝宝太小，抗寒能力肯定低，必须穿厚点。事实上呢，宝宝新陈代谢比大人快，而且活动多，不太容易冷。而且宝宝脂肪层比较厚，就是我们平时说的"婴儿肥"，这层脂肪保暖作用很大。所以不要总觉得宝宝冷，把他看做大人就行了。如果大人只穿一层衣服，却给宝宝穿三层衣服，这显然是不对的。

给宝宝穿脱衣服的窍门

宝宝骨骼、关节、肌肉都比较脆弱，而且还不会配合，穿脱衣服的时候如果用力太大，容易拉扯受伤，所以手上用力一定要轻。尤其是新生儿时期，给宝宝换衣服一定要轻手轻脚。

换衣服一般是先换上衣再换裤子。

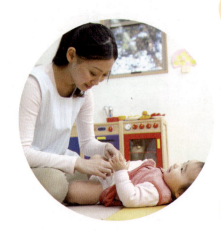

脱上衣

给宝宝脱上衣的时候，把带子或者扣子解开后，一只手抓着衣袖往上提，宝宝的手臂会自动往回缩，一只袖子就脱出来了；然后一只手扶着宝宝的后颈，将宝宝的上半身略扶起，另一只手把衣服从宝宝的后背抽出，再脱掉他的另一只袖子就可以了。

穿脱裤子

穿脱裤子比穿脱上衣容易多了，脱的时候，把宝宝双腿抬起，稍微用点力，连臀部也提起来，裤子就可以撸到大腿根处，放下腿再拉下来就可以了。穿的时候动作相反，先把腿穿入裤腿，提到大腿根部，然后抬起双腿和臀部，把裤腰拉到腰上就可以了。

穿上衣

先给宝宝穿一只袖子，握住宝宝的腕和拳头轻轻送入袖子，然后轻轻推他的肘部，将整只胳膊送入袖子；之后轻轻扶着宝宝的后颈，将他身体的上半部分抬起来，将衣服背部铺平在床上，然后放下宝宝，将另一条袖子拉直，把宝宝的另一只手抬到肩膀的部位，用同样的方法先把宝宝的拳头送入袖子，然后轻轻推他的肘部，将他的整只胳膊送入袖子就可以了。

爱心叮咛

给宝宝套上袖子的时候一定不要用手从袖口去拽宝宝的拳头，万一宝宝不配合，使劲挣脱，加上大人容易用力过度，可能会使宝宝的手脱臼。

换衣服时需要注意的 6 个细节

宝宝新陈代谢快、汗多、皮脂多，衣服特别是贴身的衣服很容易脏，所以衣服一定要换得勤一点。夏天最好是一天一换，洗完澡就换上干净衣服。冬天可适当减少，两三天换一次。

换衣服的时候，要多注意细节，特别是比较小的宝宝比如新生宝宝特别容易受到刺激，更要多注意。

1. 室温较低时，给宝宝换衣服中途可以先用大毛巾包裹他。 换衣服的时候，如果室温较低，建议准备一条稍大的毛巾在手边，换下衣服后先用毛巾包住宝宝，然后边打开包着的毛巾边给宝宝穿衣服，以免着凉。当然如果动作熟练，能迅速给宝宝换好衣服，那也可以不用毛巾，但是动作一定要快。

2. 别让宝宝在换衣服时受到惊吓。 脱衣服的时候要跟宝宝交流，转移他的注意力，不要猛然解开他的衣服，可边抚摸他边解开他的衣服。否则，突然而来的解衣动作和寒意会让宝宝受到惊吓。就算是 4 个月的宝宝也有可能在换衣服时受到惊吓。如果他受到惊吓了就握住他的手臂或者抱住他，有助于缓解宝宝的情绪。

3. 不要刚喂完奶就给宝宝换衣服。 刚吃完奶就换衣服，过度的翻动会引起宝宝吐奶。可以在喂奶前换。

4. 给宝宝换的衣服要尽量柔软、温暖。 洗过的衣服都有些发硬，特别是在阳光下晾晒干的衣服，很硬，给宝宝穿之前最好用手搓揉几下，使之变得柔软，然后再给宝宝穿上。冬天衣服比较凉，给宝宝穿之前，可以先烘热。

5. 不要让衣服较长时间蒙住宝宝的眼睛。 给宝宝换套头的衣服，脱的时候要先把蒙住脸的部分脱下来，穿的时候也一样，先把蒙住脸的部分拉下来。宝宝害怕眼睛被遮住，如果长时间都没有给他打开，他会很紧张。

6. 预防换衣服时让宝宝着凉。 换衣服之前先摸摸宝宝身上是否有汗，有汗的时候要先用毛巾把汗擦干净，避免宝宝衣服脱下后突然见风着凉。特别是宝宝长大一点以后，喜欢光着，脱了衣服就不愿意再穿了，换衣服之前更要先注意这个问题。

还有一个问题，很多宝宝都喜欢在换衣服的时候撒尿，所以建议换干净衣服的第一步就是给他穿上纸尿裤，避免刚穿上的衣服又弄脏。

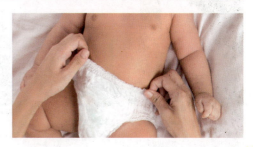

宝宝衣服的清洗与晾晒

给宝宝贴身穿的衣服，必须重视其卫生和安全问题。

1 新买来的衣服，要洗过以后再穿，一方面可去除衣服在制作、运输过程中沾染的灰尘、细菌、异物等；另一方面是最重要的，新衣服可能含有甲醛，甲醛超标对宝宝的危害是很大的，而甲醛可溶于水，多用清水漂洗几遍，能将甲醛危害降到最低。

2 宝宝身上的衣服要勤换勤洗。宝宝新陈代谢快，出汗多，衣服一定要勤换勤洗，每天换一套是正常的，尤其是贴身内衣最好天天换。宝宝脱下的衣服要尽快洗，不要堆积。堆积的衣服特别容易滋生细菌。

3 洗宝宝的衣服尤其是小宝宝的衣服时，最好不用普通的洗衣粉，尽量用专门给宝宝洗衣服的肥皂，对宝宝的皮肤刺激较小，洗过之后要多漂几遍，直到水很清、没有肥皂泡为止，一般都要漂

三四遍。隔 3~5 天宝宝的衣服要消毒一次，可用开水浸泡 30 分钟左右。消毒液要少用，使用消毒液很难避免残留，也会刺激宝宝的皮肤。

4 给宝宝洗衣服的盆要专用，不要和大人的混用。更不可将宝宝的衣服直接扔到洗衣机里和大人的衣服一起洗。大人整天在外面活动，有可能沾染到细菌、病毒，大人没什么不良反应，宝宝要是感染了，可能就要生一场病了。

5 给宝宝洗过的衣服，最好找个通风的地方晾晒，不要在卫生间阴干，那样容易滋生细菌。如果有条件放到室外暴晒，就放到室外暴晒 2 小时，消毒杀菌效果最好。

6 晾干的衣服要收到专门的宝宝衣服收纳空间，不要跟大人的混放。宝宝长时间没穿的衣服穿之前要充分晾晒。

爱心叮咛

存放宝宝衣服的地方不要放樟脑丸，尤其是存放新生宝宝衣服的地方，更不能放。樟脑丸里有一种挥发性很强的物质——萘酚，容易引起新生宝宝溶血、贫血、严重黄疸等问题，严重者可危及生命或者留下严重后遗症。

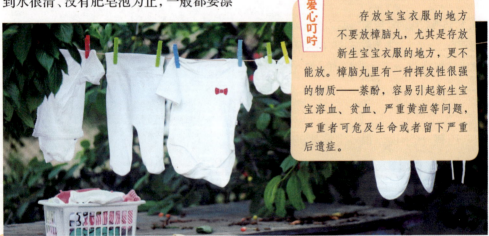

儿科医生眼里的"蜡烛包"

在我国的许多地方，有些老人习惯用小棉被，将宝宝全身包起来，再结结实实地绑上，以为这样不仅可以预防"罗圈腿"的发生，还能培养宝宝手脚安稳的好习惯，这种包宝宝的方法就是俗话说的"蜡烛包"。现在大多数年轻人已经不这么做了，但执著于此的老年人还不少，为此事在病房里吵起来的真有。年轻的妈妈们最好了解一下"蜡烛包"的利与弊，以便说服老人们。

打"蜡烛包"并不能预防"罗圈腿"，"罗圈腿"是因为体内长期缺乏维生素 D 而导致的。

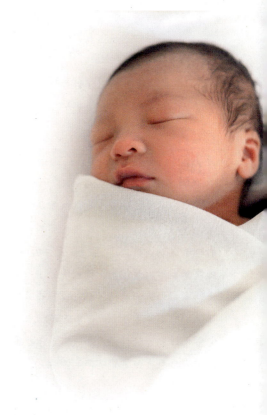

"蜡烛包"对宝宝发育不利

打"蜡烛包"限制了宝宝四肢的活动，使肌肉的感受器得不到应有的刺激，从而影响宝宝大脑的发育。

给宝宝打"蜡烛包"还会影响其呼吸动作，尤其在宝宝哭泣时肺的扩张会受到限制，这会影响宝宝胸廓和肺的发育。

如果把宝宝包裹得太紧，极易导致宝宝髋关节脱位；一旦宝宝喘不过气来，没有空间让自己稍微变换一下方向，极有可能会发生窒息。

给宝宝打"蜡烛包"严重束缚宝宝的身体，特别是手和脚，使宝宝在寒冷季节可能因活动减少而易导致硬肿症等寒冷损伤；有时还会因"蜡烛包"过紧且厚，当室温偏高时，使宝宝由于散热不畅而致体温过高，甚至突然昏厥。

合理使用包被

打"蜡烛包"也有一定的好处，就是有利于宝宝安稳睡觉。而且新生儿的身体十分柔软，无法抬头，很难抱起来，尤其是喂奶时很不方便，而包着"蜡烛包"则方便很多了。这里我们可以变通一下，用小被子将新生儿松紧合适地包起来。

可以买宽松柔软的睡袋，也可以用普通的小被子，要抱起来的时候，用被子包住再抱。宝宝睡觉的时候，盖上小被子，身体两边压上枕头，也就能起到增加安全感的作用了。

宝宝的鞋袜怎么选

宝宝学步之前不用穿鞋，不管在家还是外出穿袜子就可以了，要有几双厚袜子。到了学走路的时候就要买鞋子了，鞋子一定要合适。

怎么选袜子

袜子一定要是纯棉的，内外都要光滑，袜口需要特别注意，不要选束口的。束口会影响宝宝血液循环，如果束口太紧，时间长了还可能造成肢端坏死。

学步前的宝宝因为不穿鞋子，袜子可以相对厚一点。

怎么选鞋子

鞋子合适与否对宝宝将来的走路姿势和脚型都有一定影响，一定要买合适的，最好给宝宝试穿后再买。

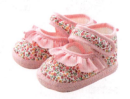

鞋子尽量买合适的

不要刻意去买大的，鞋子太大，不能很好地固定脚，宝宝走路时为了让鞋子跟着脚，就要让大脚趾上翻或者脚横过来一点，时间长了特别容易造成外八字或者大脚趾外翻。

买鞋最好带宝宝去试

宝宝穿上鞋后要试试大小，妈妈可以尝试把一根手指从宝宝的脚后跟塞进去，正好能塞进去，不紧不松就是合适的。另外观察一下宝宝走路的姿势和鞋的跟脚情况，如果感觉大，先加鞋垫，若加鞋垫仍然不合适，建议果断放弃。

当然，鞋子也不能太小，太小的鞋子也会造成脚部畸形，比如大脚趾外翻、内扣等毛病。3个月以内的宝宝脚长得非常快，袜子不能买太多，有两双够换洗就可以了。

尿布 小尿布里也有大学问

儿科医生眼里的尿布和纸尿裤

　　门诊常常会接诊患了"红屁股"也就是尿布疹的宝宝。患尿布疹宝宝的比例不算低，尿布疹跟尿布使用有关，妈妈也都会意识到这个问题，于是如果宝宝用的是尿布，妈妈就会询问是不是应该换纸尿裤，如果宝宝用的是纸尿裤，妈妈就怀疑是不是应该换用尿布。其实只要质量过关，无论宝宝是用纸尿裤还是用尿布都没有问题，只要用法正确就可以了。怕就怕纸尿裤或者尿布质量差，用法还不正确，那就容易出问题了。

尿布与纸尿裤各有优缺点

● **尿布的优点**

可以重复使用，省钱。

尿布更换次数多，宝宝臀部皮肤见风的时间也会多一些。

● **纸尿裤的优点**

不用经常换，可减少因为频繁换尿布对宝宝造成的刺激。

可避免尿布湿了却不能及时发现而导致过度刺激宝宝的皮肤。

● **二者各有缺点**

尿布需要多次清洗，容易有残留。无论是大小便的残留还是洗涤剂的残留，都对宝宝有刺激。

而纸尿裤即使质量再好，透气性始终不如尿布。吸收了新鲜的尿液后，纸尿裤内的温度会上升不小幅度，会熏蒸宝宝的皮肤。如果吸收的尿液量多了，前面吸收的尿液会变冷，低于身体温度时，会刺激宝宝的皮肤。

　　在我看来，尿布和纸尿裤没有谁比谁更好的问题，只要尿布和纸尿裤质量上乘，尿布清洗干净，纸尿裤勤换，给宝宝用哪样，都没问题。平时两者可以结合起来用，居家时多用尿布，尿湿了方便及时更换；外出时就用纸尿裤，不用频繁更换，也更文明一些；夜里用纸尿裤，不用频繁更换，宝宝睡眠质量有保证；白天用尿布多一点，臀部见风的时间就会多一点，更利于皮肤健康。

爱心叮咛

　　最近发现有一种布尿裤，既有纸尿裤易穿、方便、好固定的优点，又有尿布透气性好、可重复使用的优点。妈妈们可以给宝宝试试。当然布尿裤的质量一定要过关。

旧衣服裁制尿布的几个要求

尿布可以用大人的旧秋衣秋裤裁制，不要嫌弃这些旧衣服，旧衣服因为穿着和洗涤的次数多了，时间长了，在制造过程中残留下来的那些化学物质包括甲醛都已经基本消除干净了，所以是刺激性最小的衣物了，给宝宝当尿布用最好。不过，裁制尿布的衣服要符合两个要求。

1 质地是好的纯棉、手感柔软，最好厚一点。

2 裁制好的尿布要经过烫洗、消毒后再给宝宝用。

尿布可以裁成长宽75厘米的正方形，大概20条就够用了。尿布不要太短，太短较难固定。尿布也不要太长，太长的尿布，长出来的那部分如果放在宝宝的腰下，宝宝腰会不舒服，如果放在宝宝的腹部，换尿布的时候就会暴露宝宝的腹部，使宝宝容易着凉。尿布75厘米长最合适，用的时候折三四折，叠成长条，一端在宝宝腰下固定，一端在腹部固定即可。另外也可以用针线将尿布缝成三角形，一个角折回来盖在宝宝的肚子上，另一边垫在宝宝的腰下固定。

另外，尿布也可以购买成品的，这种尿布一般是用医用纱布做的，吸水性更强，更容易清洗。

检验纸尿裤的透气性和干爽性的小妙招

作为儿科医生，我更关注纸尿裤的透气性和内表层的干爽性，这两点对宝宝臀部的皮肤影响最大。如果纸尿裤的透气性、干爽性不好，宝宝尿过之后的热气很难溢出，表层也不能重新变得干爽，宝宝臀部的皮肤就会长时间处在高温、潮热状态中，很容易变红，时间长了就出现尿布疹了。

纸尿裤是否舒适、透气性是否好，只要用一杯热水试一试就知道了。

拿出一条纸尿裤，把小半杯（差不多是宝宝一次的尿量）热水倒上去。

拿一个冷的玻璃杯，扣在纸尿裤的外表面上，看玻璃杯内壁是否能快速凝结出水珠，如果凝结速度快，说明纸尿裤透气性好。

试透气性的同时，把手臂内侧放在纸尿裤内侧表面上，放几分钟，然后拿开，感受一下潮湿度，如果干爽就是好产品。

还可以用手指按压一下纸尿裤内表面，看是否能按压出水印，好的产品是不会出水印的。

当然纸尿裤最终的判断标准还是要看宝宝的穿着效果。如果每次换下纸尿裤，宝宝的后臀部及外阴皮肤干爽、没有发红、没有皮疹，那纸尿裤的质量就是上好的。如果出现不良反应要马上停止使用，换另一种。

所以刚开始购买纸尿裤不要一次性买很多，可以先买一小包试用一下，质量过关再大量囤货。

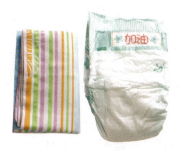

宝宝的皮肤很嫩，纸尿裤一定要透气才行，不然容易"红屁股"。

不要买太厚的纸尿裤

纸尿裤的厚度也需要注意一下，不要买太厚的，太厚的宝宝穿着不舒服，而且吸了尿之后会变得更厚。

注意，有的纸尿裤虽然看起来比较薄，但是吸水层压得比较紧实，吸水之后就迅速膨胀，会让宝宝感到不舒服。买纸尿裤的时候可以用手捏一下，如果看起来比较薄，但是压得比较紧实，就是厚的，不买为好。

当然选太薄的也不太好，一般越薄的纸尿裤吸水量越少。如果买的是比较薄的纸尿裤，要尽量勤换，否则用的时间一长，就容易漏尿。

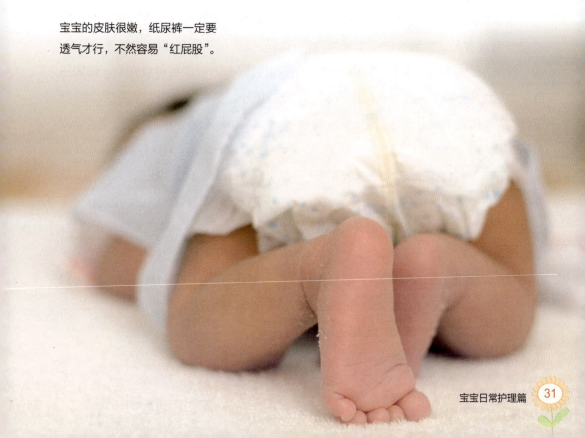

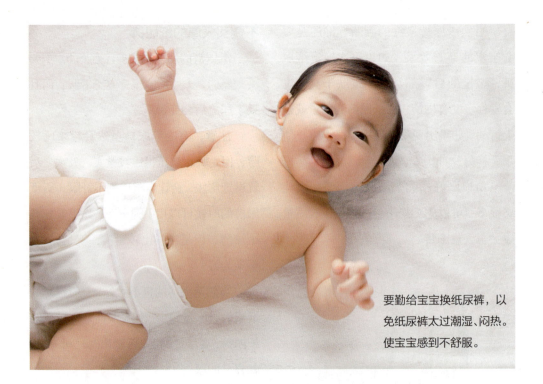

要勤给宝宝换纸尿裤，以免纸尿裤太过潮湿、闷热。使宝宝感到不舒服。

纸尿裤忌长时间不换

纸尿裤的价格比较高，有些比较节俭的妈妈会有意无意地延长一点纸尿裤的使用时间，建议不要这样做。纸尿裤虽然有尿湿后仍能保持干爽的特点，但尿得多了，就很难保持干爽了，对宝宝皮肤的刺激还是较大的。

有一次一个亲戚带着宝宝来我家串门。宝宝包着纸尿裤，不知怎么的宝宝突然尖叫、大哭，后来把纸尿裤解开就不哭了。原来宝宝在家都是包着尿布的，这次出门被纸尿裤包着的时间长了，感到闷热，不舒服就闹起来了。一般每隔 2~2.5 小时就给宝宝换一次纸尿裤，既能避免纸尿裤内部太闷热，也能避免太潮湿。

纸尿裤、尿布之外的选择

市面上现在还有一些隔尿垫等可以选择，是铺在褥子上，避免弄脏褥子用的。宝宝包尿布的时候也可以在身下铺隔尿垫或尿片。如果室内温度较高，当宝宝刚尿过之后可以在床上铺上这些产品，让宝宝光屁股待一会儿，对保持他臀部皮肤的健康很有好处。不过要注意，隔尿垫、尿片等垫在臀部下方就可以了，不要让宝宝整个躺在上面，因为这类东西都不透气，宝宝全身躺在上面，时间长了，身上的热气不能及时排出，容易汗多，翻动的时候可能会着凉感冒。

第一次给宝宝换纸尿裤或尿布

第一次换尿布的时候，可能很多妈妈都会比较紧张，不过作为医生、同时也作为妈妈的我要告诉妈妈们，其实这个真的是小 Case，不要太有压力。

换尿布或者纸尿裤的 4 个步骤

1 把脏尿布或纸尿裤拿下来，如果是纸尿裤就把腰部的魔术贴先打开。

2 将宝宝前面的尿布拉下来，然后一只手轻握住宝宝两腿脚踝处，抬起来到和大腿垂直，轻轻提起来，让宝宝的臀部离开床面，把屁股下面的尿布抽出来就可以了。

3 用清水清洗一下宝宝的臀部和外阴，用柔软的纸巾或毛巾揩干净。

4 将宝宝的两腿提着，让臀部离开床面，然后把纸尿裤包臀部的那一面或者叠好的尿布一端垫在宝宝臀部下方，纸尿裤的腰带处要正对着宝宝的腰部，尿布可以往腰上再过一点，然后放下宝宝的腿，把剩余的部分折回，盖住外阴，末端放到肚子上即可。如果是纸尿裤则要把腰间整理好，将两边腰带粘上，再检查下松紧，不能太松也不能太紧。太紧宝宝会不舒服，太松则会漏尿。

换尿布应该选择时机

原则上，宝宝的尿布湿了就应该换。如果是纸尿裤，在大约尿了两三次后也应该换了，大约每隔 2~2.5 小时换一次。但是有些时候换尿布可能会使宝宝不舒服，应该稍微缓一缓。

比较好的换尿布时机是宝宝刚睡醒的时候，这个时候宝宝情绪好，比较放松，换尿布不会太过刺激他，配合度很高。

当宝宝刚刚吃饱的时候，不应该马上换尿布，容易溢奶，而且容易让肚子着凉，导致腹泻。

当宝宝正在吃奶的时候不应该换尿布，会打断宝宝的进食过程。可以等吃完先撤掉脏尿布，过一会儿再换上干净尿布。

宝宝睡觉的时候尿湿了不必换，以免打扰睡眠，宝宝的睡眠比较重要。

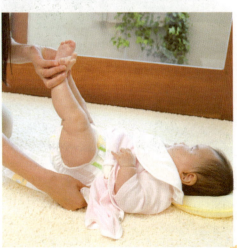

尿布的清洗消毒要做到位

尿布因为要重复使用，所以每次换下来必须彻底清洗，隔两三天要消一次毒，不但要清除掉肉眼看得见的大小便痕迹，还要尽可能地消除掉其所附带的细菌。如果有残留，容易引发皮疹，还可能导致感染。

清洗尿布要用中性肥皂或专用洗涤剂

碱性太强的洗涤剂或者加酶的洗衣粉不适合用来清洗尿布，因为一旦洗不干净有残留，特别容易引起皮炎。最好用中性的肥皂或者购买专门的尿布洗涤剂清洗尿布，容易漂干净，即使有少量残留，危害也较小。

清洗尿布的盆也要专用，避免来自于其他物品的污染。特别是大人的袜子等，绝对不能和尿布用同一个盆清洗。

清洗尿布的快捷方法

就个人经验，清洗尿布的盆最好准备2个，一个清洗一个漂洗，不能太小，至少能松松快快浸泡得下10块左右尿布。

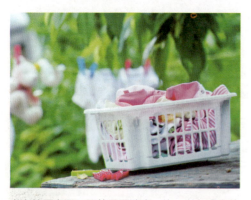

宝宝的尿布两三天就需要消毒一次，以免残留的细菌引起皮肤感染。

尿湿的尿布直接放在清洗的盆里浸泡，沾了大便的尿布在换下来之后要及时清除掉大便，可以用铲子或者硬纸片将大便刮出扔到马桶里冲走，然后用流动水将仍然残留的大便冲干净，之后才扔到清洗的盆里浸泡。否则大便会沾染到每一条尿布上，变得非常难清洗了。洗过的尿布至少要漂洗两三次，预防残留。

消毒剂不宜天天用

尿布隔两三天需要消一次毒，可以用开水煮或者泡，一般用开水煮10分钟或者泡30分钟即可。如果用消毒液，最好用尿布专用的，严格按照说明兑水使用。建议消毒液使用频率不要太高，不要天天用消毒液，即使是尿布专用的消毒液产品，也是容易残留的，如果频繁消毒又不能漂洗得足够干净的话，同样会伤害宝宝。同时，用消毒液时要多漂几遍。

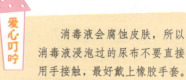

爱心叮咛

消毒液会腐蚀皮肤，所以消毒液浸泡过的尿布不要直接用手接触，最好戴上橡胶手套。另外如果用的是消毒粉，要先放水，后加消毒粉，避免粉尘飞扬进入肺部。

一次性纸尿裤过大过小都不好

选购纸尿裤必须注意大小，不能选太大的，也不能选太小的。太大的纸尿裤宝宝的大腿边会有缝隙，到时候会漏大小便；太小的会勒宝宝大腿，而且会跟宝宝的臀部、外阴贴得太紧，对宝宝皮肤的刺激会大一些。

不要囤 NS 号的纸尿裤

宝宝出生前不建议囤太多纸尿裤，尤其是 NS 号的，建议随用随买，避免浪费。

有的宝宝出生时体重比较重，NS 号的根本穿不上，需要直接用 S 号的。

新生宝宝长得非常快，有的宝宝刚出生时 NS 号的可能还合适，过半个月就小了。

纸尿裤大小要看体重

纸尿裤包装上显眼的位置都标有宝宝适用的体重范围，根据体重选是比较好的。但相近尺码的纸尿裤，适用的体重范围总是有一定的重合部分，比如，某品牌的纸尿裤，M 码适合 7~11 千克体重的宝宝，而 L 码适合 10~14 千克体重的宝宝，这时应该怎么选呢？

一般我建议选大不选小，大一码的宝宝穿着更舒服，更能满足其成长发育的需要。大一码的纸尿裤穿上后，只要在贴腰贴的时候选择最小腰围的贴法就可以了。

适不适合还要看穿后状况

尽管有时候买的纸尿裤适用体重范围是相符的，但是宝宝穿过之后仍然有不适表现，比如大腿、臀部会有红色勒痕，这类宝宝可能是大腿和臀部比较胖，适合其体重的纸尿裤已经不能满足其大腿围

和臀围的需求了，这时候就需要更换更大码的纸尿裤了。也有的宝宝大腿围偏小，可能适用范围内的纸尿裤穿上会漏尿，那就需要选小一码的。

总之，根据宝宝穿后表现决定纸尿裤的大小码更科学一点。

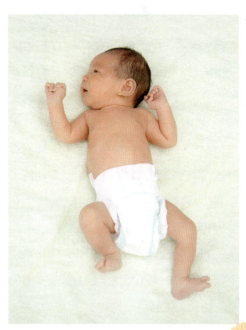

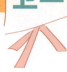
儿科医生眼里的卫生不是无菌

宝宝生活的环境应该干净、卫生，但是绝对不是无菌。我可以负责地告诉大家，无菌环境对宝宝有害无利。

宝宝需要干净卫生的生活环境

宝宝免疫力较差，消化系统、呼吸系统、皮肤等都比较敏感，如果卫生条件差，特别容易导致宝宝生病。宝宝过敏、长皮疹等，都与他居住的环境卫生差有关系，所以宝宝住的房间、用的物品以及所接触的人都应该是干净卫生的。宝宝的房间要经常擦拭、用品要经常清洗，被子、枕头、床单都应该经常晾晒。跟宝宝接触的人要勤洗手、洗脸、刷牙，不要化浓妆等。

免疫力是在与细菌的抗争中建立起来的

人体的免疫力先天带来的只有很小一部分，大部分都是在后天与细菌的抗争中获得的。如果宝宝长时间生活在无菌状态下，没有接触细菌的机会，就会像一支部队长时间没有抗击敌人的机会，会丧失战斗力一样，宝宝对抗细菌的免疫力也会无法建立起来。如果在宝宝很小的时候就给他打造无菌环境，将来宝宝接触室外的环境，接触有菌环境下的人，还是会生病。

不要频繁使用灭菌产品

不要试图给宝宝打造无菌环境，不要频繁使用消毒剂、清洗剂、空气清洗剂，也不要总是用免洗擦手液给宝宝擦手，这样虽然可以让宝宝一点细菌都接触不到，但也会让宝宝把这些化学制剂的残留吸收到身体里，这对宝宝的伤害可能比细菌本身更大。

不要为了卫生限制宝宝的活动范围

宝宝需要不断接触不同的人、不同的环境来增长见闻，刺激大脑发育，如果为了卫生不让宝宝接触"不干净"的人和"不干净"的环境，宝宝的接触面就会小很多，对他的身心发育是不利的。而且讲求无菌的妈妈会把一种莫名紧张的感觉传达给宝宝，对宝宝精神健康会有损害。

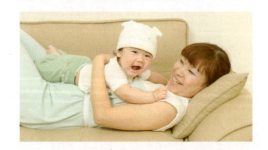

宝宝的"餐具"——乳房和奶瓶的清洁问题

作为直接与口接触的物品，宝宝"餐具"的清洁是重中之重，妈妈的乳房和奶瓶都需要注意卫生。

喂母乳前有没有必要清洁乳房

曾经有位妈妈因为宝宝腹泻来咨询医生，特别强调自己喂母乳前都用消毒纸巾擦拭乳房的，不明白宝宝为什么还是会拉肚子。虽然宝宝腹泻可能跟进食不卫生有关，但太卫生的喂养方式，导致宝宝拉肚子的概率反而更高一些。

母乳喂养本身就是有菌喂养，乳头周围以及乳腺管里都有一些细菌，这些细菌通过哺乳都会进入到宝宝肠道内，帮助他建立起肠道内正常的菌群，对他的健康很有意义。所以乳房不应过度清洁，一般每天洗澡的时候洗洗就可以了，没必要单独清洗，也没必要每次喂母乳前都清洗，更没必要用消毒纸巾去擦拭。

另外有的妈妈觉得最先流出的乳汁脏，所以每次喂奶前都会把前面的一小部分乳汁挤出扔掉，这很可惜。这部分乳汁的确含菌量较大，但大多是有益菌，把它们抛弃就等于是抛弃了宝宝的健康屏障。

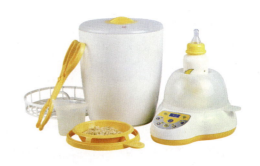

奶瓶要次次清洗，天天消毒

奶液营养丰富，在常温下特别容易滋生细菌，所以每次喂完奶，都要尽快清洗奶瓶。消毒不是每次用完都要做，保证每天能消毒一次就够了。

清洗一定要彻底，不要简单冲洗一下就完事了，要将奶瓶、奶瓶盖、奶嘴都分开，泡入清水中，滴一滴奶瓶专用清洗液，然后用小刷子将奶瓶的内壁、外壁、螺纹口以及奶瓶盖都刷洗干净。最后一件一件地放到水龙头下，用流动水里里外外都冲洗干净，再找一个干净的盘子放上去自然晾干。

消毒可以在某次喂完奶、清洗完之后进行。可以用专用的消毒小锅，也可以用做饭的锅和笼屉，把奶瓶、奶瓶盖、奶嘴分开，放在开水里煮10分钟或者放在笼屉上隔水蒸10分钟，然后拣出来放在盘子里晾干就可以了。

爱心叮咛

相对于乳房来说，妈妈的手更应该每次喂奶前清洗一下，尤其是处理完宝宝大小便之后再哺乳时，一定要洗手。宝宝的大小便里含细菌比较多。

宝宝的口腔卫生怎么搞

宝宝的口腔清洁事关健康，不应该忽略。宝宝没长牙的时候漱口就可以，长牙以后要天天刷牙。

长牙前的口腔清洁方法

宝宝长牙前不漱口虽然不会危害牙齿，但是奶液残留却会滋生细菌，可能会在宝宝的舌头上形成厚厚的一层"奶瓣"，让宝宝感觉口腔不清爽，会影响他的食欲，所以即使宝宝还没长牙，也应该帮他清理口腔。最好的清理方法是喂完奶之后，给宝宝喝几口水，水会冲刷残留的奶液，减少残留。另外也可用消毒棉签蘸水轻轻擦拭宝宝的舌头、牙龈。

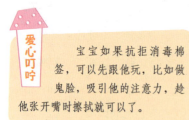

爱心叮咛

宝宝如果抗拒消毒棉签，可以先跟他玩，比如做鬼脸，吸引他的注意力，趁他张开嘴时擦拭就可以了。

长牙后就要开始刷牙了

宝宝在六七个月的时候多数会萌出头两颗牙，长牙后宝宝就要开始刷牙了。有些妈妈认为乳牙最终也会换掉，不刷也没关系。其实不能这么想，现在宝宝吃糖果、乳类食品普遍偏多，不按时刷牙，很容易产生蛀牙。蛀牙的确会被换掉，但是在换牙之前宝宝还是要承受牙疼之苦，何必呢？而且有时候如果蛀牙洞比较深，对

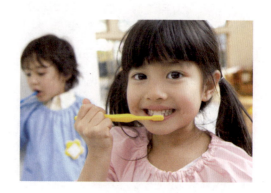

将来的恒牙质量也是有影响的。所以宝宝长牙后就刷牙是必要的。不过方法跟没长牙之前差不多，平时吃完奶就喝几口水漱漱口，早晚两次用棉签或者纱布蘸水将牙齿里外以及牙龈擦拭干净就可以了。

乳牙全部萌出后让宝宝学会自己刷牙

乳牙全部萌出大概在宝宝2岁半~3岁这个阶段。宝宝2岁后应该教他刷牙了，3岁时宝宝要学着自己刷牙。刷牙不仅能清洁牙齿，还可按摩牙龈，促进牙龈血液回流，提高牙龈的抗病能力。早日养成刷牙的好习惯，掌握正确的刷牙方法，对宝宝牙齿是有好处的。

宝宝的牙刷要选刷毛柔软的，刷柄要有一定的弹性，避免用力过猛捅伤牙龈。宝宝3岁前可以不用牙膏，3岁后应选用不含氟、可吞咽的儿童专用牙膏。

宝宝逮什么咬什么会不会不卫生

宝宝两三个月的时候就会吸吮自己的拳头，顺带把袖口也放到嘴里吸吮，等到五六个月，还会将能拿到手里的任何东西都放到嘴里先尝尝。宝宝啃咬东西是认识世界、认识物品的一种手段，啃咬东西可以刺激他的大脑发育。当宝宝长牙以后，啃咬东西也是为了缓解出牙的不适感，所以妈妈们不应该一味阻止。不过，宝宝随便啃咬东西的确会带来一些卫生问题，妈妈们要保证宝宝身边的物品不能太脏。

保证宝宝身边物品的卫生

宝宝会把他能接触到的所有物品都放到嘴里啃咬，所以他周围的物品都要保证卫生，包括各种用具如毛毯、衣服，都要清洗干净后再放到宝宝身边。一些很容易放到嘴里的物品应该经常用开水煮一下消消毒。换下来的衣服和尿布最好放到收集脏衣服和尿布的桶里，不要跟其他物品混放。当然，在宝宝吃自己拳头的阶段，要把他的手洗干净，如非必要，宝宝的手最好不要涂抹药膏、护手霜等。

要及时阻止宝宝啃咬户外物品

户外物品我们很难保证其清洁，但宝宝不管这些，当拿到手里或者正好就在嘴巴附近的时候，会顺势张嘴就咬，这个时候就不能放任他了，要及时阻止，也可以出门前从家里拿个干净的玩具占住他的手。

爱心叮咛

有些小物件或者玩具上的小配件，要注意别放在宝宝身边，他可能会抓起来直接放进嘴里吞进肚子里，如果卡在喉咙里，会引发危险。

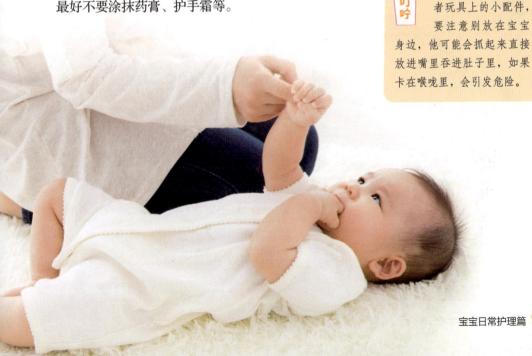

别让宠物靠近喜欢啃咬的宝宝

当有宠物如猫、狗靠近身边的时候，正处于喜欢啃咬阶段的宝宝也会毫不犹豫地张口就啃，看看是什么味道，这是很危险的。宠物猫、狗清洁得再干净都可能有些寄生虫、脏污、涎水等带在身上，这对宝宝的威胁是很大的。所以如果养了宠物，要让宠物远离宝宝。

长牙后买一些啃咬玩具给宝宝

宝宝长牙后，啃咬欲望更强烈了，可以买些结构结实、造型圆润的啃咬玩具给宝宝。这些玩具一般都很方便清洗、消毒，没有卫生死角，每天清洗、消毒 1 次就可以了。可以用开水煮的玩具放到开水锅里煮 5~10 分钟就可以，不能用开水煮的玩具用干净的毛巾蘸清水擦拭干净即可。

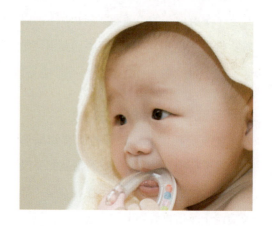

给宝宝洗头

一般情况下，洗澡前洗头就行，但有些妈妈觉得洗澡洗头一起来，有点复杂，那就可以分开，洗澡不洗头，单独找时间洗头。

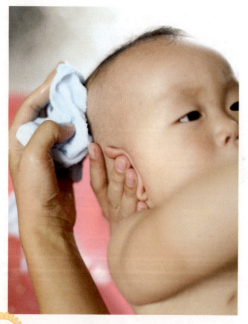

让宝宝安静舒服的洗头方法

给宝宝洗头前先把水兑好，跟洗澡水一样，水温 38℃ 左右就可以了，先放冷水后加热水。然后准备一条较大的毛巾和沐浴液，就可以给宝宝洗头了。

给宝宝洗头最舒服的方式是把他横放在大腿上或者把他夹抱在身侧，一只手扶住他的头颈，顺势用手臂夹住他的身体，另一只手撩水打湿头发，倒些沐浴液，搓揉几下，撩水冲洗干净，用毛巾把头发擦干就可以了。宝宝的头发一般都比较稀疏且短，擦拭之后很快就会干了。

洗头要不要用洗涤用品

宝宝头部皮肤油脂分泌比较多，清水根本洗不干净，如果宝宝一直不用沐浴液就难免乳痂堆积了。堆积的乳痂特别容易滋生细菌，如果头皮破口很可能导致感染。妈妈们如果实在担心沐浴露的刺激，也可以不用次次洗头都用，平时注意观察宝宝头皮，如果觉得油腻了洗的时候再用些沐浴液即可。

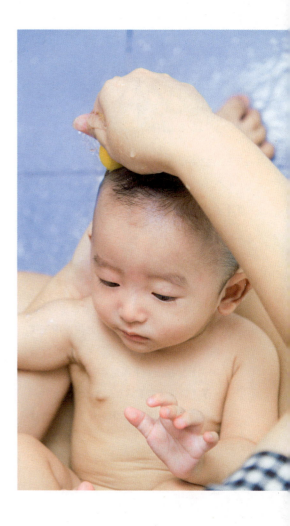

门诊案例

某次在诊室接待了一个3个月大的宝宝，我注意到宝宝头皮上有密密麻麻、层层叠叠的白色痂皮，妈妈用手一抠，就纷纷扬扬地脱落了。这些白色痂皮就是乳痂。因为这位妈妈从书上看的，宝宝不能用洗涤用品，所以宝宝出生后就一直只用清水给他洗头、洗澡。

清洗乳痂的小妙方

轻微的乳痂堆积一般在额头上方，如果堆积多了，脸和脖子上都会有。妈妈可以观察一下，最初乳痂是一些圆圆的、发黄的油腻斑块，渐渐地会变厚、变多。当宝宝头皮上乳痂已经较厚了，清洗不干净了，可以将一些成熟的植物油（如香油）涂抹在这些乳痂上软化它，几个小时后用梳子轻轻梳理宝宝的头发，这样已经被软化的乳痂就会脱落。比较严重的乳痂一次性清理不干净，可能要清理三四次才行。千万不要直接用手抠，以免抠破宝宝的皮肤。

爱心叮咛

宝宝身体皮肤的油脂分泌没有头皮那么旺盛，所以不用像洗头一样，一般建议1周用1次沐浴液即可。

宝宝的洗澡用品与大人不一样

宝宝，尤其是月龄比较小的宝宝，皮肤非常娇嫩，所以选择合适他的清洁用品非常重要。同时小宝宝的皮肤又非常敏感，洗澡的用品就要特别温和，避免过度刺激皮肤。

宝宝洗澡需要准备的用品

宝宝的洗澡用品要提前准备一套，购买的时候要注意质量。

最好准备浴床1个

浴床可以把妈妈们的双手解放出来，给宝宝洗澡会变得更轻松。可以跟澡盆一起购买，配套就可以。

准备澡盆1个

澡盆购买市面上普通的长形塑料洗澡盆就可以了。购买的时候要用手摸、用眼看内壁，内壁一定要光滑，不能有毛刺。另外按压一下澡盆底部，底部要尽量厚，否则宝宝直接坐在盆子里的时候，地底凉气会透上来，让宝宝屁股受凉。

准备大浴巾1条

大浴巾可在脱了衣服还没开始洗澡的时候和洗完澡还没穿衣服的时候用来包裹宝宝，避免着凉。浴巾选择长宽1米左右大小就够用了，太大反而累赘不好用。

准备小毛巾3条

3条毛巾洗身体用1条，洗脸用1条，洗屁屁用1条（这条在单独洗屁屁时用，洗澡时洗屁屁可以跟洗身体用同1条）。

毛巾和浴巾尽量选浅色的，深色含有更多的化学物质，成分更复杂。质地必须是纯棉的，不掉毛、不掉色。一般选市面上卖的质量较好的方形小毛巾就可以。

准备沐浴露1瓶

沐浴露要用宝宝专用的无泪配方的，对宝宝的皮肤刺激很小，最好选用洗头洗澡二合一的沐浴露。

洗澡用品必须专用

宝宝的洗澡用品必须专用，不要和大人的混用。宝宝免疫力较低，和大人的用品混用，可能会被大人身上的细菌、病毒等感染而致病。

洗澡用品的清洁和收纳要求

宝宝的洗澡盆、毛巾、浴巾用过之后要清洗一遍，然后放在阳台等通风的地方晾干，最后放在固定的收纳处，下次用的时候最好用开水把洗澡盆冲淋一遍，消消毒。任何洗澡用品都不要放在卫生间阴干，干了之后也不要放在卫生间保存，卫生间湿度大，容易滋生细菌。

第一次给宝宝洗澡

第一次给宝宝洗澡的时候，妈妈们难免紧张，紧张时别急着动手，可在脑子里先过一遍洗澡的步骤，然后慢慢准备好洗澡所用的物品、水。有条不紊地做一件事的时候，紧张的情绪就会缓解，这时候就可以把宝宝抱过来洗澡了。

准备工作

新生宝宝洗澡的时间建议选在上午，洗澡场所建议选在光线好的地方，阳光充足的卧室最好。按以下步骤给宝宝洗澡。

调节室温，调到 26~28℃，最低不能低于 24℃。
准备好用品，澡盆、毛巾、沐浴液都放在澡盆边。
准备好水，先放些冷水，再加热水，把水温兑到 38℃ 左右。
要记得先试水温，刚开始时可用温度表，习惯后可用手腕内侧探一探水温，感觉热而不烫最适合。
先找来大浴巾围在宝宝身上，以免宝宝脱衣服时着凉。给宝宝脱掉衣服后，再用浴巾把他包裹起来，抱到洗澡的地方，就可以洗澡了。

爱心叮咛

兑水一定要先放冷水，再放热水。形成这样一个习惯，可避免因先放热水忘加冷水而烫伤宝宝。这不是杞人忧天，真有这样把宝宝烫伤的妈妈。

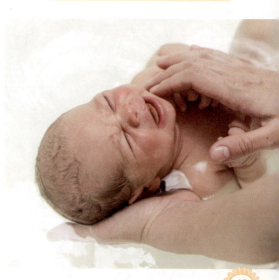

让宝宝美美洗个澡的 4 个步骤

1 在把宝宝放入澡盆前，先给他洗头，洗澡的时候头发基本干了，不会着凉。

2 洗完头后，将浴巾打开，将宝宝缓缓放入浴盆，用一只手扶他斜躺在浴盆里或者直接放在浴床上，就可以给宝宝清洗脸和身体了。先用洗脸毛巾擦洗宝宝的脸部，把毛巾打湿，先擦洗他的两只眼睛，从内眼角擦向外眼角，擦完一只眼睛换另一个毛巾角擦另一只眼睛，然后洗全脸，都是从中央往两侧擦。

3 擦洗完脸部，从上到下给宝宝擦洗脖子、胸腹部、外阴、臀部、腿、脚。较小的宝宝大腿、胳膊、脖子都会有些较深的褶皱，洗澡的时候需要扒开清洗一下，这里最容易积聚脏污。

4 将宝宝上半身抬起，让他俯趴在大人手臂上，清洗后背。清洗完后背，洗澡就结束了。

洗完澡以后，把大浴巾铺在大腿上，把宝宝放在大腿上，用大浴巾包住他。包一会儿，让浴巾彻底将宝宝身上的水汽吸收，然后擦干腋下、皮肤褶皱处的水分，最后穿上衣服。

别担心，只要按书中步骤来，你也可以轻松地给宝宝洗个舒服澡。

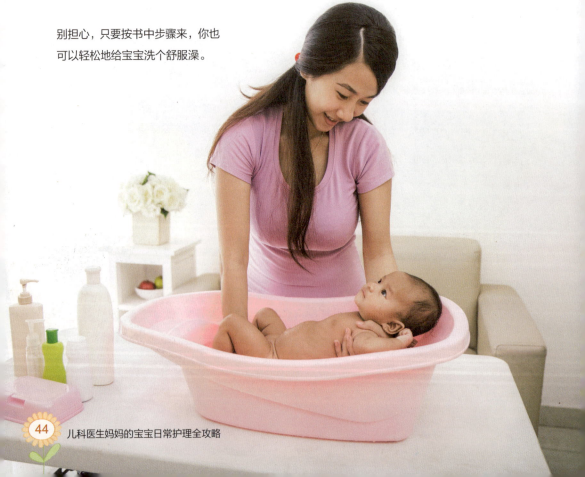

不要过度清洗宝宝私处

宝宝私处是需要清洗，但有些妈妈的做法明显过度了。

不要扒开女宝宝阴唇清洗

女宝宝私处的构造容易让妈妈误认为比较容易被感染，事实上，女宝宝的阴道有自净能力，其阴道上皮细胞内含有丰富的糖原，寄生在阴道内的阴道杆菌会把这种糖原分解成乳酸，乳酸能够抑制病菌繁殖，从而保护女宝宝的阴道不受外来细菌感染。所以家有女宝宝的妈妈不用太担心宝宝会出现私处感染的问题，平时只要洗洗外阴，每次大小便后用温开水清洗即可。千万不要扒开阴唇清洗里面，那样会破坏阴道内部的自净功能，反而容易被感染。

男宝宝不要上翻包皮清洗

男宝宝清洗私处也一样，只清洗外面即可，不要上翻包皮。包皮里的确会积聚一些包皮垢，但这是正常的，不清洗没有问题。宝宝的包皮比较紧，如果强行上翻反而会刺激包皮，引起肿胀，也会导致宝宝养成一些不良习性。其实男宝宝的包皮在长到两三岁时会自然上翻，那时候每次彻底清洗就容易了。

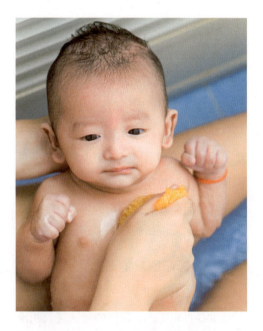

用温开水清洗，不要用消毒湿巾

给宝宝清洗私处，不管是男宝宝还是女宝宝，最好用温开水，不要加消毒用品，避免过度刺激宝宝的皮肤。另外不要用消毒湿巾，近年来总有女宝宝发生小阴唇粘连的问题，有些就跟滥用消毒湿巾有关系。消毒湿巾本身含有一些黏液，经常使用，宝宝阴唇长期处在紧紧相依的状态，加上宝宝阴部的皮肤又特别娇嫩，很容易长在一块。小阴唇粘连后还需要强行分离，会使宝宝承受本来不需要承受的痛苦。妈妈们使用消毒湿巾要有节制，偶尔用用可以，不要总是用，平时还是用温开水清洗宝宝的私处更安全。

宝宝房间的 4 大卫生要求

宝宝住的房间，无论是自己独立一间还是跟父母在同一房间，房间的卫生都要讲究些。

定时通风，保持空气流通

宝宝住的房间通风要好，每天至少要通风 2 次，每次 10 分钟左右。通风可保持室内空气清新，空气清新是宝宝不生病的必要条件之一。传统上关门闭户捂着坐月子的习惯不可取。不过为了月子里的妈妈和新生宝宝都不受凉，妈妈和宝宝可以在通风的时候躲到别的房间里去，等通风完毕，室内温度也稳定了之后再回来。

清洁打扫时避免灰尘飞扬

房间里有灰尘是不可避免的。房间每天至少要打扫 1 遍，打扫的时候建议用湿布擦拭，包括地面、家具、窗台、窗户等都要用湿布擦。如果用干布擦或者用刷子刷、扫帚扫，附在物品上的灰尘就会再次飘浮在空中，会刺激到宝宝的呼吸道，对健康不利。

床单、被子等没办法用湿布擦拭，也不能用刷子刷的，建议提到门外用力抖几下就可以了。

装修污染较重的房间别让宝宝住

新装修的房间不管如何打扫或者通风，都是有污染存在的。那些看不见、摸不着的苯、甲醛等装修污染会危害宝宝的健康。这是比脏、乱、差等还要严重的卫生问题。因此刚装修的房间不能给宝宝住，最少也要通风 3 个月以后才能住。住也只能是偶尔住一次，住的期间要每天多通几次风。

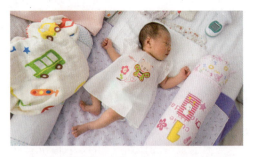

房间装修还要注意视觉卫生问题

宝宝房间的卫生方面还有一个我们平时注意不到的地方，那就是视觉污染问题。宝宝住的房间色彩和图案要简洁、明亮，图案不要选用太繁复的，色彩也不要太过繁杂。繁复的图案、繁杂的色彩容易造成宝宝视觉混乱，不利于宝宝的视觉发育。颜色上也要避免灰暗的颜色，灰暗的色彩对宝宝视觉起不到刺激作用，对大脑也就没什么好处。可以选择明亮的黄色、蓝色、绿色等进行大面积的装饰。

宝宝大便传递出的健康信号

大便是判断宝宝消化功能是否正常的窗口，观察大便也是发现喂养是否合理的一种手段，从大便中可以发现很多异常问题，妈妈要多关注。

新生宝宝 24 小时内排出胎便

新生宝宝在出生后 24 小时内会排出胎便，那是深绿色的黏稠物质，是胎儿时期的宝宝吞下的羊水中的杂质存在大肠中形成的。胎便每天会排两三次，两三天以后就排完了。之后大便会变成黄绿色，这是过渡性大便。出现过渡性大便说明宝宝消化正常，已经开始消化乳类食物了。过渡性大便大概会排一两天。之后如果一切正常，大便就变成纯正的黄色了。

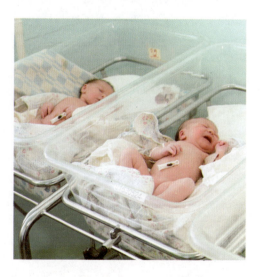

从大便看出宝宝消化和喂养问题

母乳喂养的宝宝，大便通常是金黄色、质地均匀的糊状，不成型；而配方奶喂养的宝宝，大便则是黄色的，可成型。排便时不费力气，宝宝不会啼哭，否则不是喂养出问题就是消化道出问题。

如果大便质地不均匀，有没消化的疙瘩，俗称奶瓣，说明宝宝消化不成熟，可以不用管。

如果大便干结，排出困难，说明缺水了，要多喂水。

如果大便水分较多，次数增加，就是腹泻了，可在医生指导下，喂些助消化和护肠道的药。

如果大便呈绿色，而且带有大量黏液，说明喂养不足，这是饥饿导致的，要加强喂养，配方奶喂养的要加量，母乳不足的，尽快催乳。

如果大便像蛋花汤、豆腐渣或者洗肉水样、果酱样的红色，柏油样的黑色等，说明肠道有疾病，要尽快就医，对症治疗。

如果大便呈灰白色，可能有肝胆疾病，要尽快就医，对症治疗。

小便也是反映宝宝健康状况的晴雨表

出生 6 小时后大部分宝宝都会排第一次尿，也有少量宝宝因为摄入少、天热出汗等导致排尿延迟一些，但也会在 24 小时内排出。如果过了 24 小时仍然没有排尿，宝宝的泌尿系统可能存在问题，需要跟进检查。

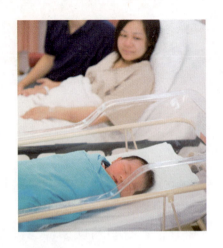

尿量、尿色判断宝宝是否吃饱

母乳或配方奶粉里面绝大部分是水分，所以吃足了的宝宝小便会非常多。新生儿期的宝宝小便次数更多，有的每天可以达到 20 多次，长大一点后会减少，但每天也有 10 次左右。宝宝每天排尿 10 次左右，每次量都不少，就说明吃得足够了，没有挨饿。如果排尿次数明显偏少，不足 5 次，同时尿色发黄，说明宝宝肯定是吃不饱的，要增加喂养量。

看似异常的小便其实是正常的

有时候有些小便看似异常，却只是生理现象或者环境影响造成的，无关健康。比如宝宝尿色发白，但却没有发烧等感染症状，如果此时恰逢冬季，室温较低，那么就是因为温度低导致尿液中的钙凝结而呈现的一种现象。另外如果是夏天，宝宝尿布上有时可能会发现粉红色的小颗粒，这是尿液中的尿酸结晶形成的，也无须担心。

发现有问题的小便

宝宝正常的小便是清澈无色的或者是淡黄色的。宝宝的小便有时候会有些变化，如量或颜色异于平时，妈妈们要学着判断是否是宝宝健康出了问题，以免问题加重。

如果小便颜色发黄，同时宝宝出汗多或者有发烧现象，说明有些缺水，要多喂水。

如果小便量变少了，同时伴有腹泻或呕吐，说明宝宝缺水已经较严重了，有可能会脱水，需要尽快看医生。

如果小便颜色发白，同时伴有发烧，说明宝宝的泌尿系统可能出现了感染，尿液变白是因为含有了脓性物质，需要尽快看医生。

如果小便颜色发红，有可能预示宝宝的泌尿系统存在疾病或者畸形，尿液呈红色是因为其中含血，需要尽快看医生。

如果小便次数明显增多，但每次的量都变少，可能是宝宝的泌尿系统出现疾病了，要尽快看医生。

小便有异味，说明宝宝代谢方面可能有异常，要积极咨询医生。

宝宝独自睡还是与大人睡

让宝宝单独睡还是跟大人睡，也是好多妈妈比较纠结的地方。的确，两种方式各有各的好处。

独自睡和跟妈妈一起睡各有优劣

宝宝独自睡，中途醒来得不到妈妈的安慰，会渐渐学会自我安慰，然后再次入睡，过几天就能一觉睡到天亮了。而跟妈妈一起睡，宝宝有需要时能及时获得满足，容易建立安全感，同时跟妈妈的亲子依恋关系建立得更好、更牢固。各有优劣。

对新生宝宝来说，跟妈妈睡更适合一些。刚出生的宝宝不安全感较严重，急需要妈妈的呵护，而独立能力的培养对他来说就有些早了。安全感建立起来以后，独立会更加容易。早的可以在宝宝满3个月以后让他独自睡，晚的可以在宝宝满3周岁以后再让他独自睡。

尽量同房不同床

跟妈妈睡容易引发一些危险，尤其是宝宝很小的时候，3个月以前的宝宝容易被父母压到或者被大被子蒙住。一旦宝宝被压到脖子或者蒙住口鼻而没有被及时发现，就可能有性命之忧。比较好的方法是同房不同床，妈妈睡大床，宝宝睡小床，既有一定的独立性，又能及时让宝宝获得安慰，同时避免了很多危险。

跟妈妈睡要注意的3个安全问题

如果要让宝宝跟妈妈在同一张床上睡，一定要注意安全，以下几点需要特别注意。

1 不要让宝宝挨着爸爸睡。爸爸比妈妈睡得更沉，由爸爸引发的悲剧比妈妈要多得多。

2 不要让宝宝跟妈妈睡在一个被窝里。宝宝个子小，睡的时候头部位置一般会被妈妈安排在自己腋下的高度。这个高度如果妈妈无意识地把被子拉到自己肩膀处，宝宝的口鼻就会被蒙住了。要单独给宝宝准备一个被窝。

3 不要让宝宝离妈妈太近。最好保持一臂以上的距离，避免妈妈翻身时压到宝宝。当然，那些睡觉特别不老实的妈妈最好还是不要跟宝宝睡一张床了，分床睡较好。

妈妈不要强迫宝宝改变睡姿

宝宝小的时候，他的睡姿妈妈们可以根据情况自己决定。等到宝宝自己会翻身了，睡姿就可以由他自己了，爱怎么睡就怎么睡，没必要强迫他按照妈妈的意愿来。

每种睡姿都有利有弊

睡姿基本上就 3 种：仰睡、趴睡和侧睡，在宝宝 3 个月以前每种睡姿都有不同的意义。

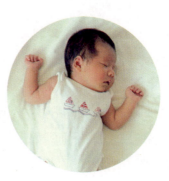

仰睡

仰睡对宝宝来说是最安全的，口鼻不容易被堵住，身体能自然放松，比较舒服。但是如果吐奶了，这种姿势就变成最危险的了，有可能发生误吸，引起窒息。

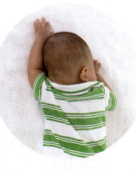

趴睡

趴睡时宝宝柔软的肚腹压在身下，安全感比较足，而且胃内容物更容易蠕动到小肠，可助消化。但是趴睡时口鼻容易被堵。

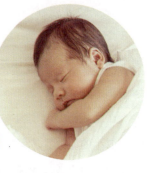

侧睡

侧睡时胃内容物不容易反流，一旦吐奶了，奶液会顺着嘴角流下，不会发生倒吸。但是比较小的宝宝还控制不了自己的姿势，侧睡时会被动翻成趴睡，也容易堵住口鼻。

3个月以前的宝宝在不同的时间段和状态可选择不同的睡姿，如果刚吃完奶，可以选择侧睡。平时就多让宝宝仰睡。仰睡的时候吐奶了，马上把他翻成侧睡。如果宝宝侧睡和仰睡都睡不踏实，就多让他趴睡。趴睡和侧睡时要有人守着，预防口鼻被堵。

另外可根据宝宝患有疾病的不同采取不同的睡姿，会让他更舒服些。比如患胃食道逆流、阻塞性呼吸道异常、斜颈等，让宝宝趴睡有助于缓解病情。而患有呼吸道疾病或有心脏问题或者有扁桃腺肿大、发炎等症状的宝宝，则适合右侧睡。侧睡还能避免打鼾。

怎样预防宝宝睡偏头

3个月以前的宝宝还要预防他睡偏头，仰睡的时候别让宝宝总向一侧偏头。宝宝仰睡时头总是朝着妈妈所在的方向偏的，所以妈妈跟宝宝的相对位置要多变化，让宝宝向左右两侧偏头的几率相同，这样就不容易睡偏头了。宝宝感兴趣的玩具也不要总在一侧放。还有宝宝侧睡时，向左侧睡和右侧睡的频率也要大致相同，这也是避免睡偏头的方法。

如果已经睡偏了，宝宝以后睡觉时要多让突出的那一面受力以进行纠正，很难自行纠正的可以用头形矫正器进行矫正。

宝宝能自主翻身后睡姿就由他吧

大点的宝宝睡觉翻身普遍较多，而且幅度较大，期间会出现各种各样的睡姿，妈妈没必要去理会。有些妈妈担心用某种姿势睡觉宝宝会不舒服，所以会帮他翻身，摆个自认为舒服的姿势，结果宝宝很快又再次翻身改变这种姿势。其实睡姿舒不舒服，宝宝自己能感知，所以不需要担心。如果总是翻动宝宝，反而打扰他的睡眠，降低睡眠质量，还有可能把他弄醒哭一场，没必要。

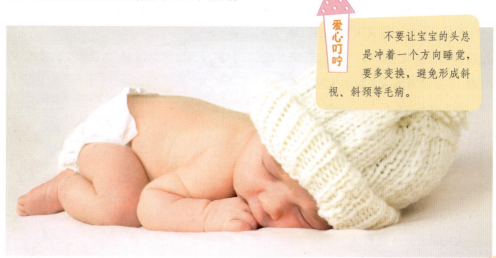

爱心叮咛

不要让宝宝的头总是冲着一个方向睡觉，要多变换，避免形成斜视、斜颈等毛病。

要不要使用枕头以及怎么用有说法

宝宝尤其是新生宝宝一天中的大部分时间都是在睡眠中度过的，所以枕头必须合适。合适的枕头对宝宝头型的塑造以及脊椎的正常发育、呼吸顺畅等都有影响。

新生宝宝不需要枕头

新生宝宝的脊柱是直的。宝宝的第一个生理弯曲即颈椎的弯曲还没有形成，平躺的时候他的后背和后脑勺是在同一个平面的，加上宝宝的头部较大，肩膀较窄，侧躺的时候头侧和身侧也是在一个平面的，所以新生宝宝不需要枕头。如果给新生宝宝枕枕头，使他的头部高出身体，他的颈部会被动形成一个弯曲，会影响呼吸，可能还会影响他骨骼、脊柱的生长发育。

枕头高度应随着月龄增加

宝宝 3 个月以后，颈椎开始出现向前的生理弯曲，想让他睡得舒服，就要给他枕枕头了。不过此时宝宝颈椎的生理弯曲还不是很大，所以枕头不能太高，1~2厘米高为宜。可将大毛巾折几折后给宝宝垫在脑后，不过不能直接垫在他后脑勺凸起的部位，要放在靠下一点接近颈部的位置。3~5个月的宝宝肌肉力量还不是很强，把毛巾当枕头垫在他后脑勺上会增加颈部肌肉的拉力，使他感到劳累。

等宝宝长到6~8个月时，胸椎会出现向后的生理弯曲，这是第二个生理弯曲，同时肩部也变宽了，此时枕头需要加高一点，大约需要 3~4 厘米高。

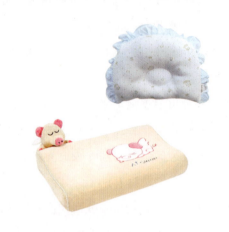

给宝宝选枕头的 4 个宜忌

✅ 最好选择荞麦、小米等植物颗粒或者植物壳填充的枕头。这种枕头不仅流动性好，还能有效固定宝宝头部，透气性也好，比较舒适。

✅ 也可以用比较绵软的材料如太空棉填充的枕头，在中间缝出一个固定头部的区域就可以了。

❌ 不要用太硬的枕头，也不要轻易用婴儿定型枕，以免影响宝宝头骨发育、定型，造成宝宝头颅变形，出现脑袋扁平或大小脸，影响美观。

❌ 不要用羽绒等太轻、太软的绒毛类做枕头，容易吸附尘土，也容易滋生螨虫，而且对头部的承托力非常有限，对宝宝并不适合。

爱心叮咛

宝宝经常流口水，头部汗液分泌也较旺盛，枕头非常容易脏，所以枕套要经常清洗，枕头芯要经常晾晒消毒。

宝宝睡得好，自然长得快

宝宝的睡眠时间虽然随着长大会逐渐变少，但直到1周岁左右他的总计睡眠时间也比成人要多很多，长长的睡眠时间对宝宝的发育成长意义非凡，足量高质的睡眠能让宝宝长得更高、发育得更好。

新生宝宝睡眠多、周期短

新生宝宝绝大部分时间都在睡觉，一般都在每天18个小时左右，最长的可以达到每天20个小时。

不过，新生宝宝睡眠周期比较短，大约睡一觉只需要45分钟，过几分钟又睡着。基本不分白天黑夜。

有些宝宝天生觉少，新生儿期可能每天只睡13个小时左右，比别的宝宝少几个小时，这不一定是不正常的，关键是看精神状态和发育指标。只要平时精神好，成长发育达标，就没问题，不必过分担心。

睡眠时间减少，睡眠周期延长

随着不断长大，宝宝睡眠时间也在不断减少，在3个月以前宝宝基本每天要睡16个小时，到4~6个月就会减为14个小时左右了，在1周岁之前宝宝的睡眠时间一直维持在14个小时左右。

2~3个月的宝宝已经能区分白天和黑夜了，在夜里睡眠时间长，很多已经能睡到10~11个小时了，当然夜里会醒来几次，吃点奶或者换了尿布继续睡，这可以视作连续睡眠。白天每次睡眠时间也可以达到1~2小时，整个白天需要睡大约4次。4~6个月的宝宝白天睡眠时间会慢慢减少，到了7个月以后，大约白天只需要在上午和下午各睡一觉就可以了，每觉睡2小时左右。

宝宝睡觉时该做和不该做的事

宝宝睡觉的时候，大人既不能太打扰也不能完全不打扰他，以下几点要注意：

宝宝白天睡觉的时候，建议不要太过分地保持室内安静，相反地应该保持一定的噪音，让宝宝适应在有噪音的环境下安睡，预防他养成睡觉轻、易受惊的毛病。

宝宝睡觉的时候不要总去动他，不要一会儿给他盖被子，一会儿又调整枕头，会影响他的睡眠质量。另外也不要总盯着睡觉的宝宝看，有人盯着看，宝宝也会睡得不踏实。

宝宝的作息习惯自己形成，大多不会出现什么大问题，让他什么时候想睡就睡，睡到自然醒就行，妈妈们没有必要干涉。如果宝宝自己形成的作息习惯很不正常，妈妈们就要去认真纠正。正常的作息规律才能对宝宝成长有利。

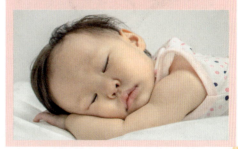

睡好需要好条件

宝宝睡着后如果感觉不舒服会频繁醒来哭闹，所以为他打造舒服的睡眠环境和条件还是必要的。

宝宝的床铺要软硬适中

宝宝的床铺不宜太硬或者太软，最好不要睡席梦思床，也不能直接睡木板上。一方面会影响他的骨骼发育，另一方面也睡不好，还会影响他的健康。曾经有位妈妈因为宝宝腹泻来就诊，询问下得知为了预防宝宝驼背而给宝宝睡木板，只在木板上铺了一层床单。比较合适的硬度是在木板床上铺上两层褥子，然后铺上床单就可以了。

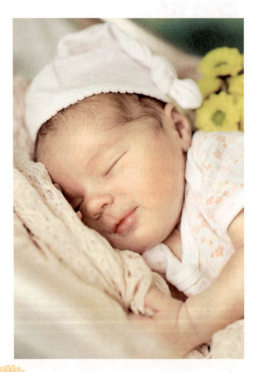

给宝宝创造一个适合的睡眠环境

1 室内温度宜保持在 18~25℃，可以用空调和电暖气调节。开空调和电暖气的时候要注意出风口不对着宝宝，同时最好通过摆放水盆、湿毛巾等增加湿度，也可以开一会儿加湿器。

2 室内空气要清新，每天最少开窗换气两三次，每次 10 分钟左右。即使开空调的时候也要多开窗，空调本身的换气功能非常差，根本达不到清新室内空气的要求。

还有特别重要的一点，不要允许别人在室内抽烟。宝宝很敏感，室内烟雾缭绕也会让他睡得不踏实。

3 夜里睡觉要关灯，开灯睡觉会影响褪黑素的分泌，影响发育。白天睡觉的时候需要找个比较安静、比较暗的地方，这样宝宝容易入睡，睡得也比较踏实。不过没必要刻意保持绝对安静，也没必要把窗帘拉得特别严实。白天睡觉和夜里睡觉的环境还是要有区分的，以免造成宝宝昼夜颠倒的问题。

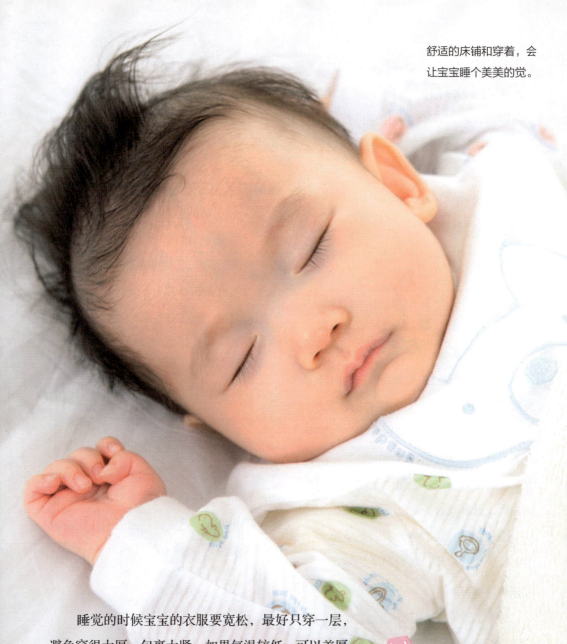

舒适的床铺和穿着，会让宝宝睡个美美的觉。

睡觉的时候宝宝的衣服要宽松，最好只穿一层，避免穿得太厚，包裹太紧。如果气温较低，可以盖厚一点，比穿得太厚要舒服一些。夏天最好不要裸睡，可以穿肚兜之类的覆盖面积较小的衣服，以免到了后半夜气温降低，宝宝着凉。如果没穿衣服，就要在肚子上盖一层毛巾。

宝宝睡前尤其是晚上睡前最好换上干爽的尿布或纸尿裤，舒适的感觉会让宝宝容易入睡。

爱心叮咛

温度较低时，给宝宝取暖最好不要用电热毯，电热毯温度高，宝宝睡在上面容易脱水。如果必须用，可以先预热，热了之后拔掉电源再让宝宝睡上去。

让宝宝养成睡眠好习惯

刚出生的宝宝可以什么时候想睡就睡，他会自己形成睡眠规律，满月以后或者3个月以后，可以开始培养宝宝良好的睡眠习惯了。妈妈们的一些正确做法有助于培养他形成好的睡眠习惯。

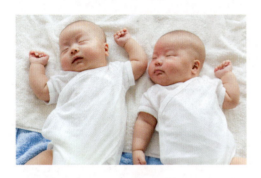

睡前安静下来

宝宝睡前太兴奋或太疲劳，体内肾上腺素浓度会增高，让宝宝更兴奋、易怒、急躁，这样宝宝就特别难以入睡，即使睡着了也睡不踏实，所以睡前一定要先让宝宝安静下来。睡前不能跟宝宝疯玩，不能给他看太过刺激的画面，可以把他抱上床，轻声给他唱歌、讲故事，可以抚摸他，让他放松、安静下来，然后再哄他睡。

固定睡前程序

睡前程序最好固定下来，让宝宝形成条件反射，看到这些程序就知道要睡了，他可以提前做好心理准备，入睡就会容易很多，睡眠质量也很高。睡前程序可以包括洗澡、换睡衣、换上干爽的纸尿裤、唱同一首歌或者讲同一个故事。宝宝如果习惯了，在妈妈帮他做这些事的时候就会迅速安静下来，很容易就能入睡了。

调节白天和夜晚睡眠时间

宝宝正常的生物钟是白天小睡夜晚长睡，如果白天睡眠时间太长，就会减少夜间睡眠时间。而夜间睡眠时间太短，对宝宝的发育影响非常大，同时褪黑素作用时间也会减少，这对宝宝的发育是很不利的。白天一觉的睡眠时间最好不要超过4个小时，晚上要让宝宝在8点左右上床睡觉，不能太晚。如果宝宝白天睡一觉的时间太长，必须适时叫醒他，以免影响下一次入睡的时间和晚上睡觉的时间。如果宝宝习惯在傍晚睡一小觉，使夜里睡觉时间推后过多，傍晚的这一小觉最好别让他睡，可以通过延迟或延长白天的几次睡觉时间将傍晚这一觉省了。

爱心叮咛

延长他睡觉时间的方法比较好的是观察他要醒来的表现，出现了伸懒腰等动作时就轻轻拍拍他，还能再睡一会儿。

3 种常见的不良睡眠模式

不要让宝宝形成不良的睡眠模式，若已形成，最好在宝宝 4 个月以前纠正，越小越容易纠正，过了 4 个月就很难纠正了。

避免宝宝形成睡短觉的习惯

宝宝睡眠周期短，有的睡半个小时就会睁开眼睛，这时候未必就是真的清醒了，可能只是一个睡眠周期结束了，如果不逗他，不理他或者轻拍几下，可能过几分钟他会再次入睡；如果逗他玩，他马上就清醒了。因此，宝宝短睡后醒来不逗不理或者轻拍他，能让他再次入睡，时间长了他就可以形成长睡的习惯，如果逗他玩，则会让他形成短睡习惯，而且很长时间都很难纠正。

所以建议妈妈不要在宝宝小睡醒后跟他说话，此时最好保持安静，尽量让他再次入睡。

不要边吃边睡

习惯边吃边睡的宝宝没有奶就没法睡，而且睡着之后会频繁醒来要吃奶。不仅妈妈累，宝宝的睡眠质量也差。而且长时间边吃边睡，宝宝的牙釉质容易被腐蚀。所以不要让宝宝养成这样的睡眠模式。如果宝宝吃着奶睡着了，可以捏捏他的耳朵、摸摸他的脚心，叫醒他继续吃。不吃了就把他放在床上，让他睡觉，不可以允许他含着乳头睡觉。

不要抱着睡

时不时听到一些妈妈说，宝宝只能抱着睡，一放下就醒。这不能怪宝宝，都是大人养出来的习惯。如果宝宝有这样的习惯就要帮他改，当然最好一开始就不要让他养成这样的习惯。感觉宝宝犯困了就把他放到床上，如果他在怀里睡着了，睡实后就把他放到床上。不要一直抱着睡，抱着睡的宝宝看似睡得很实，睡的时间也长，其实对宝宝很不利。

抱着睡，大人很难保持一动不动的姿势，只要一动宝宝的睡眠就会被打扰，可能从深睡眠进入到了浅睡眠。

抱着睡，宝宝的身体不能躺平，肌肉得不到充分放松，即使睡的时间够长，休息效果也不见得好。

长时间抱着睡，宝宝的骨骼总是处于不自然的状态，有可能影响他骨骼的最终形态。

爱心叮咛

有的宝宝如果有大人陪着睡就能睡很久，没有大人陪着睡就一会儿一醒。出现这样的情况建议在他身边放一件妈妈的衣服或者比较大的娃娃，能起到一定的安慰作用，让孩子睡得安稳。

让宝宝入睡的方法

一般来说，越小的宝宝越需要别人辅助入睡，所以小宝宝睡觉，尤其是新生宝宝，妈妈最好哄一哄，不要任由宝宝哭累了自己睡，那样会影响宝宝安全感的建立。大约在宝宝 3 个月以后就可以训练他自己入睡了。

及时发现宝宝犯困的信号

妈妈只要认真观察，用不了几天就能掌握宝宝犯困时的表现了，包括眼神涣散、眼皮沉重、打哈欠、用力啃咬等。妈妈们如果能及时发现这些信号，并马上把宝宝放到床上，宝宝自己入睡的难度就不大。如果没能够及时发现，宝宝很累了，情绪就会变得很糟糕还会大发脾气，如哭闹、双手挥舞、尖叫等，这就是我们通常说的闹觉，这时候宝宝入睡困难度会飙升，让他自己睡比较困难。

让宝宝入睡的方法

发现宝宝困了，就把他放在床上，轻轻拍他的大腿外侧，这里有一条神经，轻轻拍打有催眠的作用。同时可以轻轻哼摇篮曲，能让刚好困了却还没有累到闹觉地步的宝宝很快入睡。如果宝宝已经困得开始闹觉了，哭闹、打挺，就不要把他放在床上了，宝宝是绝对不会很快入睡的，反而会哭闹得更加厉害，这时最好将他抱在怀里，喂他喝点水或者奶，让他安静下来，然后轻轻摇晃，同时哼唱催眠曲，过一会儿他就会睡着了。

爱心叮咛

宝宝闹觉的时候千万不要放任不管，不要让他哭累了入睡。哭累了入睡的宝宝一般都睡得不踏实，可能睡十几分钟会再次哭醒，陷入恶性循环中。

培养宝宝自己入睡的能力

宝宝 3 个月以后，睡眠有了一定的规律，妈妈一般都知道宝宝大概在哪几个时间段会睡觉。宝宝晚上的睡觉时间都比较固定，最好这时一到时间就把宝宝放在床上，放放摇篮曲，妈妈也躺在旁边或者坐在旁边看着他，或者握着他的小手、小脚，让他安心，但不要拍也不要摇他，保持安静，这样只要他困了，就会自己睡着了。学会自己入睡，宝宝的睡眠质量会得到提高，而且以后闹觉的概率会大大下降。

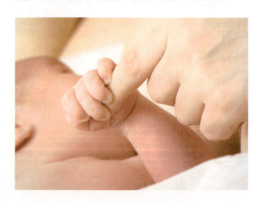

训练宝宝自己入睡的窍门

训练宝宝自己入睡，成效却不太明显的时候，可以试试已被实验证实的两种有效的方法：小叫醒和梦中哺乳。

宝宝将睡时叫醒

这种方法需要在宝宝迷迷糊糊将睡未睡之际将他弄醒，让他在被叫醒后自己重新入睡。用这种方法训练宝宝自己入睡非常有效。

这种方法在宝宝2个月左右就可以尝试了。在宝宝吃饱后，在大人怀里变得迷糊了，把他放上床之前，轻轻拍拍他，捏捏他耳朵、挠挠他脚心等，让他稍微清醒一下。这个时候宝宝会稍微睁开一下眼睛，但并不是真的清醒了。然后就把他放到小床上，让他这样迷迷糊糊看一会儿大人，然后再闭上眼睛重新入睡。再次睡着的过程，就是锻炼宝宝自我安抚、自己入睡的过程了。

一般只要宝宝吃饱了，叫醒后不会哭闹。如果一次叫醒不成功，宝宝哭起来了，那就不能放到床上了，要把他喂饱，再次哄迷糊了，并且再次叫醒一次，不哭了，才可以放到床上，看着他，让他自己入睡。

夜里10~12点间喂一次奶，不饿的宝宝更容易自己入睡

一般宝宝满月后，夜里吃奶的次数就没那么频繁了，5个月后大部分宝宝都可以不吃夜奶了。宝宝满月后要尽量减少夜间喂奶次数，可在夜里10~12点间喂一次奶。这个时间段，不管宝宝是否有吃奶的需求，都只喂一次。因为此时宝宝大都在睡觉，所以这次喂奶又叫梦中哺乳。梦中哺乳后，宝宝即使后半夜醒来，因为不饿，更容易入睡，不需要用哺乳哄睡了。

梦中哺乳后，宝宝再次醒来，不要马上喂奶，可试着哄一会，给他换尿布，拥抱或轻拍安抚他，辅助他入睡。

这样坚持一段时间后，宝宝夜时醒来的次数会明显减少，醒后也不要喂奶哄睡，再次入睡变得简单很多，睡眠时间也大幅延长，多数都能在夜里12点喂奶后一觉睡到早上5点。

爱心叮咛

如果妈妈母乳比较丰沛，夜里不喂，会憋得难受，那就可以用吸奶器吸出来。夜间喂奶不要等到宝宝哭了才喂，可以定个闹钟，到时间就喂，不要让宝宝把喂奶和哭闹联系起来，让他以为要哭闹才有奶吃。

宝宝半夜醒来，医生妈妈也头疼

宝宝夜里醒来一两次是很正常的事，可能是饿了也可能是尿了，只要帮他解决了问题，他就会再次睡了。但有的宝宝却醒得很频繁，甚至达到一夜五六次、七八次，就让妈妈们很头疼了。自己受累不说，还要担心宝宝睡眠质量差，影响身体发育。遇到这种状况，需要寻找原因，尽快解决问题。

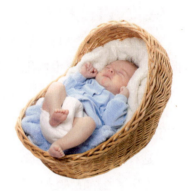

宝宝夜里醒来，妈妈们应该怎么做

宝宝夜里醒来，妈妈们最好不要马上做出反应，可以先看几分钟，有时候宝宝睁开眼睛，却不是醒了，过一会儿就会再次闭上眼睛睡了，这多数是做梦了。还有的时候宝宝没有睁开眼睛，嘴里哼哼唧唧的，可能也是做梦了，这样的表现类似于说梦话，也不用管。如果宝宝哭闹起来了，明显是醒了，就可以观察一下，如果是尿湿了，换换尿布，如果是到了吃奶的时间就喂喂奶，冷了、热了加减被盖，然后轻轻拍拍他，让他再次入睡。

昼夜颠倒的宝宝喜欢夜里玩

昼夜颠倒容易发生在新生宝宝身上，白天睡得多，醒得少，夜里醒得多，而且醒的时间长。这主要是因为此时的宝宝没有昼夜概念。如果宝宝出现了昼夜颠倒的情况，建议减少宝宝白天睡觉的时间，增加玩耍的时间，并且尽量不要让他在傍晚时睡觉。白天睡觉的时候不要刻意保持室内安静，也不要刻意营造昏暗的睡眠环境，要让宝宝明白白天不是最适合睡觉的时间。夜里睡觉的时候不要开灯，保持绝对安静。坚持纠正大约1周左右就会倒回来了。

宝宝白天太兴奋或者太累也会睡不安稳

大多数宝宝是白天越累，晚上睡得越好，但也有的宝宝会因为白天玩得太疯或者太累，睡下后神经仍然不能放松，保持兴奋状态，就会睡得不踏实，有时候还会大哭。妈妈如果观察到宝宝有这种状况，就要尽量保证他白天的休息时间，并且在晚上睡觉前不能让他玩得太疯。

缺钙或者积食、上火的宝宝睡不踏实

缺钙会影响宝宝的睡眠，缺钙的宝宝往往会夜里频繁醒来，白天睡眠较好，同时会伴有睡眠中尖叫、汗多的情形。如果怀疑宝宝缺钙，可以不间断地给宝宝补充维生素 D 制剂，补充 1 周左右看看。如果是缺钙引起的睡眠不稳，一般补充维生素 D 3~5 天就可以改善了，宝宝也不会再频繁惊醒了。

另外，积食也可以引起睡眠不稳。如果不管白天黑夜，宝宝总是睡不安稳，睡一会儿就醒，醒来就哭，可能就是积食了，可以在医生的指导下给他吃点助消化的药，同时多顺时针按摩他的肚子，促进消化。只要积食消散了，宝宝就能睡好了。

大人上火的时候会多梦、睡不好，宝宝上火也不例外，也会睡不踏实。如果宝宝睡不好，看他是否上火了，如果有眼屎增多、皮肤潮红、大便干燥等问题，要适时给他降火。给宝宝降火的最主要方式是多喝水，也可以煮些冰糖梨水给他喝，降火效果也不错。坚持几天，火降下去了，宝宝的睡眠也就踏实了。

爱心叮咛

宝宝生病时，尤其是发烧的时候，睡眠会特别不好。所以当宝宝睡眠突然变差、不明原因地哭闹不止、很难安抚时，就要想到宝宝可能是不舒服了，首先要查看宝宝是否发烧了，必要时去医院进行检查。

缺乏安全感的宝宝睡不安稳

新生儿特别容易缺乏安全感，如果出生后家人关爱不够或者关爱方式不对，安全感建立不太好，宝宝会因为心里不踏实而表现出睡觉不踏实。不过也有些宝宝属于"高要求儿"，需要的关怀和爱更多，一般程度的关爱根本满足不了他，总会睡不踏实，以此来获得更多的关爱。

缺乏安全感的宝宝除了平时多关怀，睡觉的时候可以适当地给他营造一个比较封闭的空间，比如把头部两侧用枕头遮挡起来，再用两个枕头挨着身体把被子两侧压住，这样封闭的空间有依靠的感觉，会让宝宝踏实一些。3 个月以后也可以多让宝宝俯卧着睡。俯卧时，宝宝柔软的腹部有了保护，安全感会比仰卧时要足一些。缺乏安全感的宝宝，还可以给他准备一个安慰物，如小毛绒动物、毛毯、妈妈的衣服等。

宝宝起得太早怎么办

起得比鸡早、起得比周扒皮早是很多妈妈对宝宝早起的形容。早起跟夜醒一样磨人，因为早上往往是大人最困的时候。想让宝宝不那么早起，就要找到原因，设法让他多睡一会儿。宝宝起得早的原因可能是以下某种，多观察、总结就能发现了。

室内太明亮了

宝宝醒来如果看到室内特别明亮，马上就会兴奋起来，让他再睡就困难了。相反地，如果醒来看见环境还特别暗，就会再次入睡了。这种情况可以把窗帘加厚，即使天亮了，也能让房间保持相对较暗的状态，宝宝可能就不会起得那么早了。

回应的方式不对

宝宝早上四五点醒来有可能是饿了，但是如果妈妈认为他要起床了就给予了较大的反应，宝宝就会当真的起床了。这时候可以像他夜里醒来一样，给他喂点奶，他可能就会再次睡着，多睡一两个小时。

可能睡得太早了

宝宝如果每天醒得都特别早，可以调整一下晚上入睡的时间，推迟半小时左右，只要不超过 9 点就可以，看看这样能不能推迟早上起床时间。当然，推迟晚上入睡的时间后，白天每次小睡也应该适当往后推迟十几分钟，以免宝宝太早犯困。

可能早上跟宝宝玩得太开心了

宝宝如果每天早上醒来，父母都陪他玩得很开心，他就会特别期待这样的时光，到时间就不肯睡了，要把爸妈折腾起来陪他玩。这种情况下，父母可以改一下，宝宝醒来了不要理他，继续躺着装睡，宝宝自己玩得没意思，以后就不会太喜欢早起了。

宝宝可能白天消耗较少

大多数宝宝都是累狠了，然后大睡。如果宝宝睡的时间较少，很可能是白天玩得较少，消耗不大，不够累，可以适当增加他的活动时间，睡前还可以做些抚触或者被动操等，增加消耗，他的起床时间可能会推迟一点。

如果所有的这些做法都不奏效，可能宝宝真的是觉比较少，父母最好就跟着宝宝早点睡，增加自己的睡眠时间，避免宝宝早起造成自己睡眠不足。

早期营养要努力避免过敏

几年前就有专家提出，宝宝喂养的目的是在满足宝宝早期生长和发育需要的同时，避免或降低宝宝早期肠胃、呼吸和过敏疾患的发生。

事实上，如果早期喂养合理，宝宝生长和发育的需求都得到满足，而肠胃、呼吸和过敏疾患都没有发生的话，对宝宝一生的健康都有着积极的作用。很多伴随一生的疾患很有可能是早期喂养不当而留下的后遗症。所以，易消化、致敏性低的食物才是宝宝最需要的，不应为了营养给宝宝吃太多种类的食物。

母乳、水解蛋白配方奶粉致敏性最低

母乳是为宝宝量身打造的食物，致敏性很低，营养丰富还含有很丰富的免疫物质，能帮助宝宝建立自身免疫系统，可预防其他致敏原引起的过敏，所以应尽量给宝宝喂母乳。

不能喂母乳时，最适合宝宝的食物是水解蛋白配方奶粉。水解蛋白是配方奶粉里致敏性最低的种类，次之是部分水解蛋白配方奶粉，而完整蛋白配方奶粉是致敏性最高的奶粉。宝宝食用这种奶粉后可能会发生腹泻、便秘，这是消化不良了；若出现湿疹、频繁吐奶，则是过敏了。

不过早添加辅食，减少过敏

越小的宝宝肠壁、血管通透性越好，越容易过敏，同一个人吃同一样食物，小的时候可能会过敏，长大了就不会，一是因为身体发育更成熟了，二是因为免疫能力更强了。所以给宝宝添加辅食不要太早，越早越容易产生过敏。

给两三个月的宝宝喝果汁、米汤的做法是不对的。给宝宝添加辅食最早也要在6个月以后。曾经有一段时间人们提倡在宝宝4个月时加辅食，后来发现过敏现象比较多，于是便提倡把辅食添加时间改到6个月以后。果然，宝宝因辅食而引发的过敏少了很多。

易致敏食物晚接触

添加辅食时，一些易致敏的食物不应该太早添加，如鸡蛋清、花生等易致敏食物就不能太早添加，另外有些家族过敏物质，宝宝更应该晚接触，接触越晚引发过敏的可能性越低。

宝宝的第一口奶应该是母乳

现在很多配方奶粉都会争抢宝宝第一口奶这个市场，请医院将自己的配方奶粉首先喂给刚出生的宝宝，以期培养宝宝的口味偏好，为自己品牌争取更大的推广范围和销量。在儿科医生的眼里，不管多好的配方奶粉都不如母乳更合适新生宝宝，新生宝宝最应该喝的第一口奶是母乳，是自己妈妈的乳汁。我们平时都鼓励妈妈们这样做。

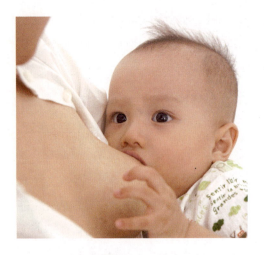

母乳最适合新生儿

刚分娩的妈妈母乳营养非常密集，尤其是蛋白质含量非常丰富，而且含有非常丰富的免疫球蛋白、乳铁蛋白、生长因子、巨噬细胞、淋巴细胞以及中性粒细胞等，既能满足宝宝对营养的需求还能给他免疫力。同时产后这几天，新妈妈的乳汁脂肪含量较低，这可以降低宝宝的消化压力。虽然现在配方奶粉都是仿造母乳的构成制作的，而且也有新生儿配方奶粉，但是母乳有 400 多种的营养素，配方奶粉恐怕无论如何都难以媲美，也不如母乳更容易消化。所以若没有特殊原因，最好让新生儿吃母乳。

早开奶，保证新生儿吃到的第一口奶是母乳

新生儿如果身体健康，出生 20 分钟就能吃奶了。这个时候新妈妈还待在产房里，护士会把宝宝抱给新妈妈，就可以喂奶了。把宝宝抱在臂弯里，让他趴在妈妈的胸脯上，嘴巴对着乳头，他就会自己张嘴含住乳头。如果不含乳头，就用乳头摩擦一下他的嘴唇，逗引一下。这样宝宝的第一口奶就是母乳了。

除了开奶之外，妈妈要多给宝宝喂母乳，最好隔两三个小时喂一次，喂到宝宝不吸吮了为止，好处多多。

> 虽然不多，但宝宝还是能吸吮到一点的，能摄入一些营养。
>
> 频繁的吸吮能疏通乳腺管并刺激泌乳，避免妈妈们涨奶的痛苦，还能让乳汁分泌更多。

如果宝宝不是很饿，尽量不给他喂配方奶粉，避免食物种类增加，增加他的消化压力。

预防母乳不足，多方面去努力

母乳喂养最先需要解决的一个问题就是保证有充足的泌乳量，因此要提早预防母乳不足。现实中的确存在很多母乳不足的情况，但是大部分的妈妈都能通过自己的努力保证泌乳量充足，进而将母乳喂养成功坚持下去。为避免母乳不足，新妈妈们应该从喂养宝宝开始，一切有利于保证泌乳的方法都坚持使用。

早开奶，多吸吮

有时候想起来，人体真的很神奇，哺乳也是件神奇的事。平常我们可能不会想到哺乳跟大脑有什么关系，但是真的是大脑在指挥着哺乳。当宝宝吸吮乳房的时候，脑垂体就接收到信号，需要泌乳了，然后刺激泌乳素水平升高，乳汁开始分泌，乳房就开始聚集起乳汁。所以开奶越早，宝宝吸吮得越多，脑垂体收到的信号就越多，分泌的乳汁也就越多。这在预防母乳不足方面是很重要的。

宝宝出生20分钟左右，如果没什么问题就可以开始喂奶了。这时候新妈妈们的确没什么乳汁，但更大的意义在于刺激脑垂体。

不管宝宝能不能吸出母乳来，只要宝宝醒了就可以把他抱起来让他吸吮一会儿。早开奶、多吸吮，下奶时间明显可提前一些。此后如果感觉乳汁不是很多，仍然要坚持让宝宝多吸吮，不管什么时候只要宝宝要吃就可以喂，这样可以刺激泌乳量增加。

丰富营养，适当饮用催乳汤

母乳营养丰富，自然需要哺乳的妈妈们从饮食中去摄取。营养越丰富，摄入越均衡，母乳质量就越有保证。妈妈分娩完后，只要有胃口，随时可以进食，蛋类、肉类、主食、蔬菜、水果都可以吃，只要不吃太刺激的就行。如果母乳不够，可以在产后2周左右适当饮用一些催乳汤，如猪蹄汤、鲫鱼汤、鸡汤等。

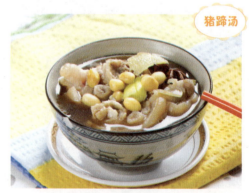

猪蹄汤

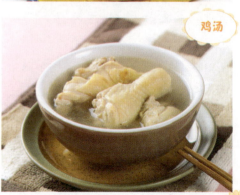

鸡汤

休息好、情绪好，泌乳更稳定

泌乳跟大脑、激素相关，休息好不好、情绪好不好自然也可以对它产生影响。妈妈们大概都听说过生了一场气、吵了一架，母乳就少了的事；平常大概也能感觉到自己没睡好，乳汁就不多，睡好了乳汁就多一点。所以妈妈们哺乳期间要注意自己的情绪和作息。

妈妈有自信是预防母乳不足的关键

妈妈有自信，是预防母乳不足的基础。坚信自己一定能用母乳喂养好宝宝，再通过各方面的努力，大部分的妈妈是能在前6个月用纯母乳喂饱宝宝的。其实真正母乳不足的妈妈只有5%。那些感叹母乳不足，不得不喂配方奶粉的妈妈，多数是怀疑自己母乳不足，而不是真正的母乳不足。

母乳是否不足我们可以学习几种判断方法，可以从宝宝吃奶时和吃完奶后的表现看。

如果吃奶时大口吞咽的过程能持续10分钟，吃半小时左右主动松开乳头。松开乳头后，表情满足、愉悦，一天能喂6~8次，一定是能吃饱的。

吃饱的宝宝，能坚持3小时才吃下一顿，睡觉很安稳。

成长情况最能判断宝宝是否吃饱了，如果身高、体重增长都很正常，那就不必再忧虑母乳是否足够这个问题了。

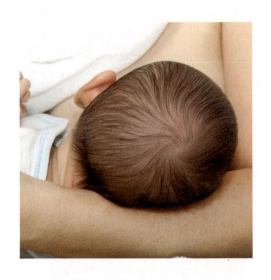

一些异常情况会说明母乳不够吃。

新生宝宝胎便排空延迟，泌尿量少，说明母乳不足。

因为饥饿频繁哭闹或者反应迟钝，说明母乳不足。

体重下降太多，超出了出生体重的7%，说明母乳不足。遇到这些情况，要尽快催乳。

不要随意添加配方奶粉，会导致母乳真的不足

如果感觉母乳不足，可以通过增加自己的饮食营养、调整休息时间、增加喂奶次数等提升泌乳量，不要随便添加配方奶粉。母乳是按照需求生产的，宝宝吃得多就产得多，宝宝吃得少就产得少。如果感觉乳汁不够吃就加配方奶粉，结果只会让宝宝配方奶粉越吃越多，而母乳越来越少，最后就真的会导致妈妈母乳不足。

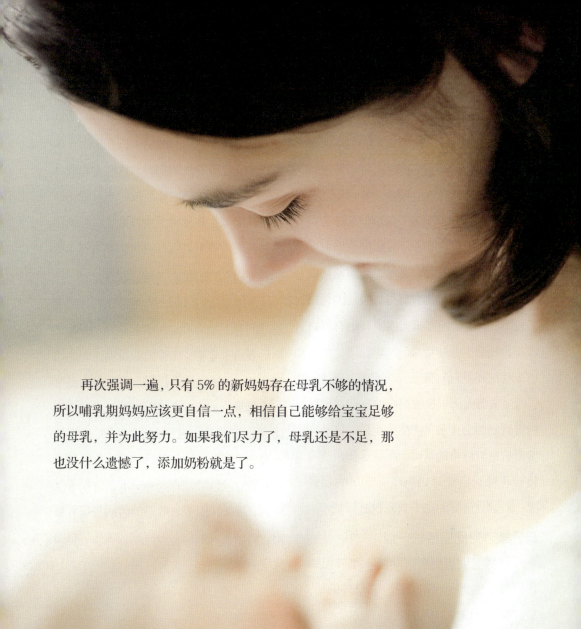

再次强调一遍，只有5%的新妈妈存在母乳不够的情况，所以哺乳期妈妈应该更自信一点，相信自己能够给宝宝足够的母乳，并为此努力。如果我们尽力了，母乳还是不足，那也没什么遗憾了，添加奶粉就是了。

坚持母乳喂养 6 个月

吃母乳除了能给宝宝提供足够且合理的营养，保护肠胃，帮助建立免疫系统外，还有 2 个显著的优势。

1 锻炼肌肉力量，提升肺活量。宝宝吸吮母乳时比吸吮配方奶粉要费的力气大得多，上下颚开合、互相摩擦的力度也都会更强，这对宝宝面部肌肉的发育以及将来牙齿的排列都有好处。而且因为用力较大，对宝宝颈部肌肉的发育也有促进作用，还会提升肺活量。

2 对精神发育有好处。吃母乳的时候，宝宝能大面积接触妈妈的皮肤，皮肤的温暖触感会让宝宝产生安全感，这是宝宝形成良好性格的基础。而且这种亲密的接触也能让宝宝对妈妈产生充足的信任感，对建立良好的亲子关系很有好处。

母乳喂养时间坚持长一点

世界卫生组织和国际母乳喂养组织建议最少也要喂到 6 个月，有条件的话，最好喂到 2 周岁。

有人质疑母乳在宝宝半岁之后营养价值就降低了，所以没有喂的必要了。事实上，母乳营养价值降低了，只是说明添加辅食变成必须了，并不是母乳应该停了。母乳的营养价值虽然低了，但仍然是所有宝宝食物里最有营养的食物，况且哺喂母乳的价值不仅仅在于营养，还有安全感、亲子依恋等意义。

需要暂停母乳时别让奶回去

有些情况，比如妈妈患了急性乳腺炎、宝宝患母乳性黄疸时，暂时不能喂母乳，这时候要切记把乳汁按照平时喂奶的频率挤出来，并且挤干净，这样在能继续喂母乳之后就可以保证充足的泌乳量。

妈妈们上班后应该坚持喂母乳

现在有很多妈妈在坚持背奶，把上班期间存下来的乳汁冷藏起来背回家，加热后喂给宝宝吃。这种做法虽然使妈妈比较辛苦，但是很值得提倡。能让宝宝多吃一天母乳，对宝宝的健康就多一分好处。建议妈妈们在临近回到职场的时候配置一套背奶的装备，包括吸奶器、集乳瓶或集乳袋以及冰袋或保温瓶，准备背奶。上班后，每天按照平时喂奶的时间将母乳挤出，放到集乳瓶里，带回家，加热后喂给宝宝。

爱心叮咛

在上班前半个月到一个月的时间里，培养宝宝用奶瓶喝母乳的习惯，以便在妈妈上班时能顺利过渡。

上班后顺利背奶的 4 个细节问题

宝宝能多吃一口母乳也是好的，现在很多妈妈都抱着这样的心理加入了背奶大军。要特别为这些妈妈点赞，很了不起。因为这其中的各种辛苦，没有这种经历的人是无法了解的。相对于挤奶，背奶、喂奶的麻烦就不算事了，其实只要注意一些细节问题就行了。

挤奶要有规律，每次都要挤干净

挤奶最好按着宝宝平时吃奶的频率安排，一般每 3 个小时挤一次，每次都要挤干净。规律挤奶、挤干净是保证日后泌乳量的两个关键。挤奶建议用电动泵，吸力大，挤奶迅速，比较适合职场快节奏，而且挤得也干净。

挤出的奶要合理保存

刚挤出的奶是温热的，不能马上放入冰箱或者冰袋保存，要先冷却到室温，然后再存起来。背回家的奶，除了当时要喂的，都要放到冰箱里冷藏或者冷冻。

记得要在集乳瓶上写上日期和时间，以防让宝宝喝到变质奶。挤出的母乳在 25℃的室温下可保存 4 小时，在 4℃的冰箱冷藏室里可保存 48 小时，在 -18℃的冷冻室可保存 3~6 个月。每次拿出母乳准备喂的时候，都要看看上面的时间标签，看看是否过期了，过期的就不能喂了。

利用奶阵，挤奶会更顺利

妈妈们平时亲自哺乳的时候也能感觉到，宝宝刚开始吸吮的时候是没有多少奶的，过一会儿就能感觉奶迅速射出，这就是奶阵下来了，俗称"奶惊了"。挤奶的时候也可以利用奶阵，先不着急挤，用手指抚弄乳头、乳晕处，待奶阵下来了，很快就可以挤出 150 毫升左右奶。每次挤奶大约有两三个奶阵就挤完了。

背回家的奶隔水温热就可以喂

准备喂给宝宝的母乳，不要放在锅里煮，也别用微波炉，最好的方法是泡在 50℃的热水里浸泡加热。记住，从冷冻室拿出的奶，宝宝喝不完不能再放回冷冻室，可以放在冷藏室。冷藏室拿出的奶，吃不完就要扔掉。

爱心叮咛

妈妈们背回家的奶，不管什么情况，喂之前都要闻一闻，最好滴一点出来尝一尝，看看有无酸馊味，避免给宝宝吃到变质奶。

对母乳过敏也应该坚持喂母乳

宝宝对母乳过敏的概率比对配方奶粉低很多，但是不代表没有。理论上，对母乳过敏就应该换成低致敏的配方奶粉，但是作为儿科医生，我更倾向于劝说妈妈们不要草率地停止母乳喂养，除非过敏比较严重，毕竟母乳喂养对宝宝有那么多的好处。

不适应母乳的状况有哪些

宝宝对母乳过敏，主要是由于母乳中的大分子蛋白累积刺激宝宝肠道所致，通常的表现是湿疹、腹泻、血便、便秘、睡眠不稳、频繁地打嗝儿、放屁、吐奶等。这些过敏反应多数出现在前6个月，在6个月以后宝宝耐受力提高了，过敏现象会随之逐渐消失。

母乳过敏首先要检讨食物

母乳过敏，如果情况不太严重，对待它有两种方法，一种是慢慢等待，等宝宝长大，耐受性好了，自然就好了；另外一种是调整哺乳期妈妈的饮食。母乳过敏，除了遗传因素，主要和哺乳期妈妈的饮食不合理相关。

如果母乳过敏的情况不太严重，比如仅有湿疹，哺乳期妈妈要调整自己的饮食，牛奶、鸡蛋、带壳海鲜、大豆等致敏性高的食物都不能再吃。为了下奶而吃的过多的猪蹄、肉汤、鱼汤等食物要少吃，因为这些食物的蛋白质含量过高了。妈妈忌口后，宝宝过敏情况会有明显好转。坚持一段时间后，慢慢试用一些忌口的食物，一种一种试，过1周宝宝没有什么过敏表现，就可以正常食用了。

如果过敏症状较严重，宝宝有频繁打喷嚏、睡眠不安稳、血便等现象，妈妈除了不吃易致敏食物外，还可适当减少母乳喂养的量，每天增加两三顿无敏或低致敏的配方奶粉，减少对宝宝的刺激。如果1周后情况仍然不乐观，就需要暂停母乳喂养，完全用无敏或者低致敏配方奶粉喂养了。期间将母乳挤出来，保证泌乳量，待宝宝好转后再尝试母乳喂养。

如果是单纯的腹泻，且大便呈泡沫状，可能是对母乳里的乳糖过敏、不耐受，可以在喂母乳前喂些乳糖酶，坚持一段时间就会改善，没必要停止母乳喂养。

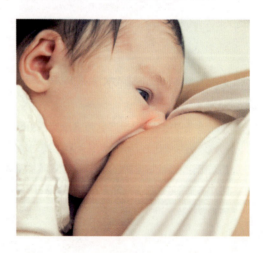

配方奶粉是最佳母乳代替品

母乳虽好，但也有些情况是的确不适合喂母乳的，比如妈妈的泌乳量不足，没有母乳可喂，或者妈妈身患比较严重的或有传染性的疾病就不能喂母乳，就需要给宝宝选择代乳品，这时候最好的选择是配方奶粉。配方奶粉是尽最大努力模仿母乳而制造的，是除了母乳之外最适合宝宝的食品。

门诊案例

有位爸爸因为宝宝便秘来看医生，这个宝宝刚开始吃奶粉就便秘了，我建议换某个品牌的配方奶粉，家长不愿意，说他们买的都是进口的，800多一罐呢，这样的都不行，那个更不行。我只能解释，其实宝宝的奶粉，只要是合格的，不分贵贱，只要适合宝宝就是最好的。

选购配方奶粉合适最重要

所谓合适的配方奶粉就是宝宝吃了没有不适反应，不长湿疹、不腹泻、不便秘、不腹胀、不打嗝儿等，并且睡得好、长得好，那就是合适的，其营养能满足宝宝需求，消化难度符合宝宝肠胃功能。

爱心叮咛

要到正规的母婴商店或者大超市去选购配方奶粉，这些地方的产品更有保证。要注意别买过期的或者包装已经破损的产品。至于选择羊奶配方奶粉还是牛奶配方奶粉，两者没有特别大的差别，都可以。

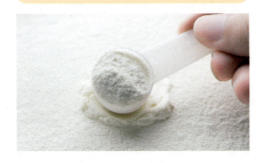

冲泡配方奶粉别破坏营养

配方奶粉包装上都标有冲泡方法，要严格按照要求去做，奶粉和水的比例以及水温是最需要注意的，不要随便改变。奶粉如果冲泡太稀，营养密度不够，宝宝的营养需求不能得到满足，会影响发育的；如果冲得太浓，宝宝会消化不了，也会影响成长。水温太高可能会破坏某些营养素；水温太低则某些营养素可能无法被激活，所以水温太高或太低都会降低配方奶粉的营养价值。

爱心叮咛

奶粉包装上说的1勺指的就是其自带奶粉勺的1勺，且是自然挖起来的1平勺，不是压紧实的1勺，也不是冒尖的1勺，如果压紧实或者冒尖，冲出来的奶液就偏浓了，宝宝不好消化。

不适合的配方奶粉需要换掉

选到一种合适的配方奶粉，宝宝吃了之后没有不适，长得好，那就可以一直用下去，不要随便更换奶粉。频繁更换奶粉可能会导致他的肠胃功能紊乱。喝了之后很快出现严重不适症，或者喝了一段时间了，还是不适应，要分析是什么原因导致不适应，然后选出能改善这种情况的奶粉。

严重过敏一般都是蛋白不耐受

宝宝喝某种奶粉如果出现了呕吐、腹泻、皮肤红肿甚至哮喘，说明宝宝对这种奶粉严重过敏。出现这种情况，主要是宝宝对其中的蛋白质不耐受导致的，需要更换奶粉。宝宝奶粉过敏，如果换同种类的其他品牌配方奶粉给他喝，照样会过敏，这时比较好的选择是给他喝深度水解蛋白配方奶粉，这种奶粉没有任何致敏性。宝宝恢复比较好的情况下，可以逐渐增加部分水解蛋白配方奶粉，直到重新回到完整蛋白配方奶粉。

腹胀、大便有泡沫一般是乳糖不耐受

如果宝宝大便有泡沫，还发出酸臭味，同时经常腹胀，此时即使没有腹泻，乳糖不耐受的可能性也较大，这是因为宝宝肠道内乳糖酶不足，乳糖进入体内后无法被分解、吸收而导致的。乳糖不耐受时，可以在喂奶前喂些乳糖酶进行纠正，也可以更换添加乳糖酶的奶粉或者低乳糖奶粉，以减少乳糖对肠道的刺激，改善腹胀症状。

便秘的原因可能是奶粉中含有棕榈油

宝宝吃奶粉便秘，可查看一下配料表是否含有棕榈油。如果有，便秘很可能就是棕榈油所导致的。棕榈油可与肠道中的钙离子结合，使大便干燥，造成便秘。这时，可改用不含棕榈油的奶粉或者含有益生元的奶粉。

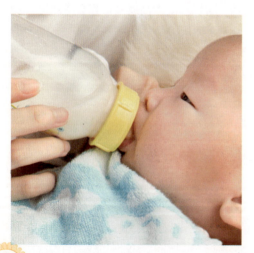

爱心叮咛

如果宝宝对某种奶粉有些许不适应，但不是很严重，不要立刻更换，可以观察20天左右，给宝宝一个适应的过程，如果适应下来了，也就不需要换了。

从按需喂养过渡到按时喂养

当病房护士告诉妈妈们要按需喂养新生宝宝的时候，总有妈妈会反驳，不是应该按时喂养吗？不是按时喂养才能形成好习惯吗？才对消化好吗？是的，说的没错。但那是相对于大一点的宝宝而言的，不是新生宝宝。

按需喂养更适合新生宝宝

新生儿时期的宝宝胃容量偏小，吃一次奶排空的时间比较短；而且吃奶技巧不足、能力偏低，一次可能吃不了多少；加上力气不足，有可能会因为吃累了就睡着了，实际上并没有吃饱，所以很快又饿了。此外，刚分娩妈妈的母乳可能不够宝宝一顿吃，所以很快就需要再吃一次。如果坚持按时喂养，宝宝容易饿着。不管新生宝宝吃母乳还是吃配方奶粉，都应该按需喂养。

满月后逐渐过渡到按时喂养

宝宝满月以后，妈妈的泌乳量逐渐变得稳定，供需逐渐平衡，同时宝宝吸吮能力增强了，总要一次性吃饱才会松开乳头，吃一次就顶一次，这样就有了按时喂养的基础了，可以逐渐实现按时喂养。

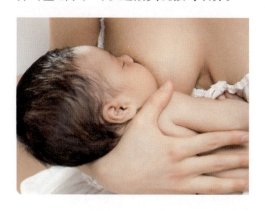

按需喂养怎样把握"需"

饿了就喂，想吃多少吃多少是按需喂养法的精髓。但是并非宝宝一哭就喂，宝宝饿了会哭，但哭不一定就是饿了，可能有其他不适。一般胃容量小的宝宝吃完奶后2~2.5小时就会饿了，胃容量大的宝宝则可能要3~4小时才排空一次，需不需要喂奶可以参照这个时间间隔判断。也可以用手指逗一下宝宝的嘴角，看他是否有寻乳的表现，如果去含手指，就可以喂。另外，宝宝胃容量小，吃下去的奶可能拉一次，尿两次就消耗完了，就要吃了，所以大小便后哭也很有可能是饿了，需要喂了。

按时喂养怎样把握"时"

满月后的宝宝吃奶的时间间隔一般都比较固定。妈妈在每次喂奶的时候可以看一下时间，以确定下次喂奶的时间。并且在宝宝吃奶的时候不要允许他玩耍或者吃吃停停，要求他每次吃奶的时间要差不多。如果他停了，就要催促他快吃。如果这次他吃奶不认真，下次要求吃奶的时间会提前很多，可以适当饿一饿他，让他体会饥饿的感觉，在开始喂奶后他就会迅速、有力地吃饱再玩。

合理添加辅食，避免营养缺乏

　　6个月的宝宝单纯吃奶类食品已经不能满足他的营养需求了，这时需要添加辅食。添加辅食除了能增加营养之外，还能锻炼宝宝的咀嚼、吞咽能力，为宝宝日后能更顺利地从各类食物中摄取营养奠定基础。而且这个时期的宝宝进入了辅食敏感期，对奶类以外的食物很感兴趣，此时加辅食会非常顺利。如果加得太晚，宝宝可能就不接受了。

宜添加的辅食种类

　　添加辅食的时候建议先从营养米粉开始，口感细腻，营养丰富。此外可以添加果蔬汁。用蔬菜、水果榨汁，滤去杂质，加些温开水就可以了。不要用水果或者蔬菜煮水，那样的营养含量非常低，低到可

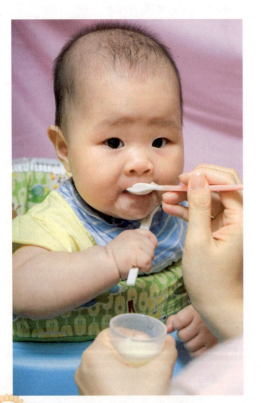

以忽略不计。另外，蛋黄也是早期辅食必选食物，含铁丰富，又适合加工成辅食，正适合此时的宝宝。用蛋黄做辅食，可以先把鸡蛋煮熟，剥出蛋黄，取1/4，用开水或者果蔬汁调成糊状就可以喂食了。

辅食每次只加一种

　　辅食要一样一样地添加。一样一样地添加的好处是宝宝肠胃压力小，有助于辅食添加顺利进行下去。另外还有一个好处，万一宝宝过敏了，能迅速确定过敏原。一般添加一种辅食后要适应5天才新加一种。

爱心叮咛

虽然早期的辅食都是流质的，用奶瓶、奶嘴也能吃，但是最好还是用碗和勺子喂食，因为喂辅食不仅仅是给宝宝增加营养，还是让他学习一种新的进餐方式的途径。用奶瓶吃辅食，宝宝很难学会咀嚼。

不宜过早添加的食物种类

有些食物尽管也可以加工成糊状，而且比较容易吞咽，但是还是不能过早地作为宝宝的辅食。尤其是那些容易过敏的、不容易消化的或含重金属多的食物，都不能给1周岁以内的宝宝吃。

容易过敏的食物

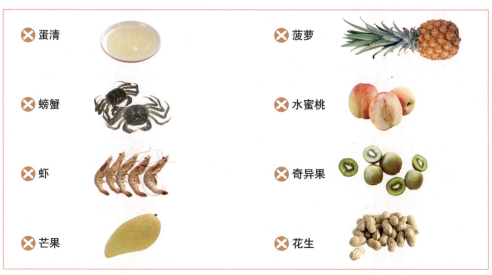

❌ 蛋清　　　　　　　　　　❌ 菠萝

❌ 螃蟹　　　　　　　　　　❌ 水蜜桃

❌ 虾　　　　　　　　　　　❌ 奇异果

❌ 芒果　　　　　　　　　　❌ 花生

不容易消化的食物

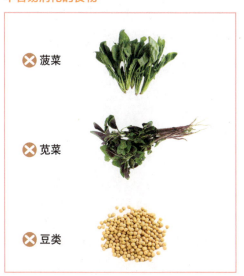

❌ 菠菜

❌ 苋菜

❌ 豆类

含重金属多的食物

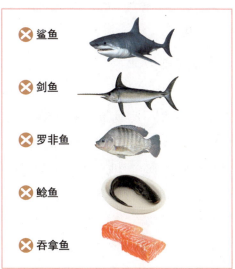

❌ 鲨鱼

❌ 剑鱼

❌ 罗非鱼

❌ 鲶鱼

❌ 吞拿鱼

如果家族内有人对某种食物过敏，那么也要避免过早给宝宝添加这种食物。一些致敏性并不高的食物，宝宝吃了如果有过敏症状，应停止喂食，待他长大些再尝试。

辅食要随宝宝的发育进行调整

辅食添加不当，会使宝宝的咀嚼能力没能得应有的锻炼，之后就算重新训练，难度也会很大。所以，该加辅食的时候就要加辅食，该增加辅食咀嚼难度就要增加。这些都是对宝宝的锻炼，总之别错过给宝宝添加辅食的敏感期。

宝宝6个月开始添加辅食，之后辅食量和种类要逐步增多，而奶的摄入量要逐渐减少，直到完全等同于成人的饮食模式。

辅食占的比重越来越大

宝宝6个月时，每天可添加20毫升的辅食了，满7个月后，可增加到40毫升。喂完辅食后可喂些奶，让宝宝吃饱，奶量要跟纯奶喂养时差不多。8~10个月时辅食每天2顿，吃饱为止，辅食吃完后不需要再喂奶了，可在其他时间喂奶。满1周岁后，辅食就成为正餐了。

奶类逐渐减少

6~12个月宝宝奶的摄入量跟纯奶喂养时期的差别不大，6个月时每天喝奶量为800毫升左右，随着辅食量增加，奶量要慢慢减少，9~12个月时应维持在600~800毫升之间。满1周岁后每天最好喝500毫升奶，此时把奶类当零食吃即可。有些妈妈在宝宝1周岁甚至2周岁以后，每天还让他喝800~1 000毫升奶。这种作法是不

对的，这可能会使宝宝要么不吃辅食，特别瘦；要么辅食吃得不错，但体重超标。

辅食加工程度可逐渐减低

随着宝宝咀嚼能力的提升，辅食的加工程度要渐渐降低，从颗粒状到小块状再到完全固体状，以持续锻炼宝宝的咀嚼能力。

不管辅食形状如何，辅食的口感都应该是绵软的，不能给宝宝吃太硬的东西，以免损坏宝宝的牙齿。

爱心叮咛

喂辅食的时候，给宝宝准备一套餐具，让他学习独立进食，学会自己吃。学会自己吃辅食的宝宝以后吃饭的积极性、规律性都要比习惯大人喂食的宝宝更好。

做好断奶前后的营养衔接

有相当一部分宝宝在断奶后1个月左右体检时，被查出营养不良。这说明宝宝断奶前后喂养方式的调整十分重要，否则容易导致宝宝营养摄入衔接不上。

断奶前要让宝宝适应辅食

不管母乳多好，都要加辅食，毕竟人最终都是要靠饭菜提供营养的，奶类食品不能满足所有营养需求。

而且辅食添加要及时，宝宝在很多事物上都有一个敏感期。宝宝对辅食的敏感期就是6~8个月这段时间，这个时间段内的宝宝看到大人吃饭，就会吧嗒嘴，也想吃。这时候添加辅食就很容易，而且这个时候宝宝的吞咽能力也有进步了，能够接受母乳以外的食物了。过了这段时间添加辅食就有点困难了，宝宝的接受度会降低不少。

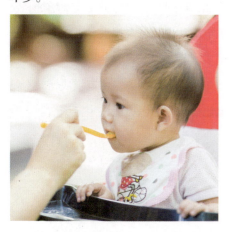

断奶前要让宝宝适应其他奶类

如果断奶后打算给宝宝喂配方奶粉，就应该提前让他适应配方奶粉，如果打算喂纯牛奶就提前让他适应纯牛奶。刚开始的时候宝宝可能对纯牛奶、配方奶粉都有点抗拒，喝不了多少，可以坚持每天喂一点，让他逐渐习惯。

当然，到真正断奶了，有些宝宝可能还是不能接受配方奶粉或者纯牛奶，但是只要宝宝好好吃辅食，暂时不接受牛奶和配方奶粉也没关系。我的宝宝1岁半以后断奶，虽然在断奶前就时不时给他喂点配方奶粉，断奶后他仍然不肯喝多少，每次只能喝10~20毫升，但是辅食吃得特别好，所以我也不担心，仍然坚持喂配方奶粉，只过了10天左右，他就能喝完150毫升了，还表现得意犹未尽。

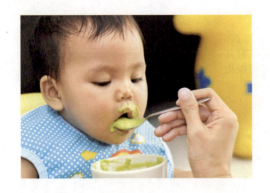

断奶后奶类供应不能少

宝宝如果在1周岁以前断奶，最好别直接开始喂纯牛奶，应该先喂配方奶粉。1周岁以前的宝宝消化功能还比较弱，消化不了纯牛奶，配方奶粉更合适。

如果宝宝3个月以后断奶，配方奶粉需要选一段的；6个月以后断奶，配方奶粉就要选用二段的；1周岁以后断奶就需要选三段的。关于配方奶粉的知识，哺乳期妈妈断奶前最好多了解一下。

如果宝宝1周岁以后断奶，配方奶粉和纯牛奶都可以选，不过仍然以配方奶粉为优先，消化难度更低。

1周岁以前断奶的宝宝，每天奶类供应要达到600~800毫升，1周岁以后每天要供应400~500毫升。

爱心叮咛

建议不要购买路边出售的自家产的鲜牛奶。自家产的牛奶随意性太大，还不如成品鲜牛奶安全。除非你特别了解这些牛奶的来源、牛的喂养情况等，不然最好别买给宝宝喝。

断奶后饮食结构要合理，辅食供应量要充足

6个月的宝宝刚刚开始添加辅食，可以每天喂1顿辅食，辅食如果没吃饱就吃配方奶粉补足，其他时间都吃配方奶粉就可以。到了8~10个月，宝宝一般每天都能吃2顿辅食了，而且不需要配方奶粉补足，单吃辅食就能吃得饱饱的了。这个时期早中晚及睡前各喂1顿配方奶粉，上午和下午各安排1顿辅食就可以了。到了1周岁以后，宝宝可以跟着大人同一时间吃一日三餐了，这时让他早晚喝牛奶或配方奶粉就可以了，宝宝饿的时候再加餐。

当宝宝能吃的辅食种类比较多了之后，辅食的构成就要讲究营养平衡了，提供热量的碳水化合物，提供蛋白质的肉、蛋和豆制品以及提供维生素和矿物质的蔬菜还是要按2:1:1的比例安排。主食1天100~150克，蔬菜50~80克，豆制品20克左右或者鸡蛋1个（1岁之前别吃蛋清），鱼肉50克左右。随着宝宝长大，量要逐渐增加，特别是主食的量要逐渐增加，因为宝宝活动量会越来越大，消耗也就会越来越多。

最终吃多少，还是由宝宝决定，不要强迫他都吃完，以免造成宝宝厌食。

让宝宝自己把握进食量

宝宝一天应该吃多少奶，应该吃多少辅食？寻到这个问题的答案的途径很多，书籍、网络上有，奶粉罐上也有，但都不是标准答案，因为宝宝的食量不是统一的。宝宝食量的多少，不仅与食欲、健康、情绪密切相关，还与进食时间相关，所以别人很难准确把握宝宝的食量，最好还是让宝宝自己把握吧。

宝宝知道饥饱

宝宝并不像大部分人想的那样不懂饥饱。事实上，宝宝一出生就知道，即使是早产儿他也懂。如果饿了，宝宝会不安、哭闹，吃饱了就表现出满足，对食物不再感兴趣，扭头不吃或者用手推开、打翻食物，停止进食。所以不用担心宝宝吃得过多或者吃得过少，更不要把自己的意志强加到宝宝身上。

让宝宝体会饥饿的感觉

知道了饥饿的感觉，就会更珍惜能吃到嘴里的食物，这是常理，也适用于宝宝。家长应该让宝宝了解饥饿的感觉，但不要总是控制供给量，如果宝宝长时间处于吃不饱的状态，对食物的渴求容易让他在供给不受控制的时候吃得过饱。

要让宝宝体会饥饿，一是不要过于频繁地喂食，要等到他饿了再喂；二是不要人为中断宝宝进食，应该喂到宝宝不吃了为止。

爱心叮咛

宝宝有时候会积食，但这并不是因为宝宝吃多了，而是肠胃功能降低了，消化不良导致的，所以不要因为担心积食而不给宝宝吃饱。

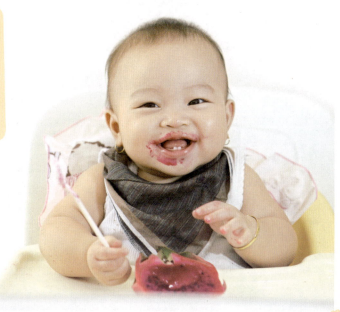

宝宝厌食、拒奶，要找原因

很多妈妈带宝宝看病的时候，都会顺便问宝宝不好好吃饭，是什么问题，该怎么办。其中有的妈妈明显属于过度焦虑了，宝宝仅是几天不吃，就着急了。如果仅是短时间的，没有关系，可能只是肠胃负担重了，需要休息休息，过几天就没事了。很多宝宝就是吃三天停两天，身高体重照样长，没有任何问题。如果长时间拒绝进食、拒奶、厌食，就要找找原因了，大部分都是喂养方式不恰当造成的。

不正确的喂养方式会导致宝宝厌食

喂养方式有偏差，会让宝宝感觉进食并不是件愉快的事，容易引起宝宝厌食。以下几种方式都不是好的喂养方式。

坚决定量喂食

有的妈妈坚持给宝宝定量喂奶，每顿让宝宝必须吃够一定的量，如果还没吃完，就不停地一次又一次地喂给宝宝，直到吃完为止。宝宝大一点的时候，这种行为表现在饭桌上就是反复要求宝宝"再吃一口"。这样容易使宝宝对进食这件事以及食物本身感到厌恶。

喂养过于频繁

宝宝胃排空的时间基本固定，如果喂养过于频繁，不等胃排空就喂食，宝宝体会不到饥饿时进食的满足感，对食物就会没有欲望，慢慢地变得不喜欢进食了。这也包括零食的供给，如果家里零食不断，宝宝随时随地都可以拿到零食或者糖果，时不时吃点，也会对正餐没有欲望，显得厌食。

食物的性状不适合宝宝吃

加辅食的时候，如果过早加固体食物，而宝宝咀嚼能力较弱，吃不了，以后就可能会拒绝吃辅食。另外，如果奶或者辅食比较热，宝宝被烫了一次，一段时间内也可能会拒食。

过早给宝宝添加辅食或吃大人食物

奶类相对于辅食，味道偏淡而且单一，如果宝宝过早接触了辅食就容易厌奶，只想吃辅食。辅食一般都要求不加调味料，而大人的食物相对于辅食，味道更丰富，宝宝过早接触大人吃的食物就会不喜欢吃辅食了。

过度关注宝宝进食会让宝宝厌烦

如果大人过度关注宝宝吃饭这件事，会让宝宝厌烦，情绪不好自然不肯多吃。注意不要在宝宝表示吃饱了的情况下再去诱导或者逼迫他再吃一口。在宝宝自己能吃饭了之后，不要总是催促他多吃点。否则时间长了，宝宝会本能地反感吃饭这件事，问题就比较棘手了。正确的做法是在宝宝进食的时候，大人同时吃些东西或者假装咀嚼，陪伴宝宝，这样更能激发他的进食兴趣。

宝宝有个厌奶期

大多数宝宝在 4~5 个月的时候都有一段时间不好好吃奶，吃奶量明显减少。如果宝宝在这段时间出现了这样的问题，不必着急，这是宝宝进入厌奶期了。有的宝宝厌奶期过得快，有的过得慢，一般一两周就会好了，会重新开始吃，而且吃得很多。如果仍然不肯吃，可以给宝宝吃点合生元等益生菌调理一下肠胃，然后趁他迷糊或高兴的时候往他嘴里喂点奶。如果正好到了该喂辅食的时候，就可以开始喂辅食，可能就很喜欢吃。吃辅食的时候也往辅食里加点奶，保证奶类摄入。

疾病原因导致的厌食

宝宝生病的时候食欲也会减退。患鹅口疮、手足口病、咽部疱疹、耳部感染等疾病的时候，宝宝吃奶或者吃饭时，口腔和咽喉会疼，这就会直接影响食欲，往往是吃一口就不再吃了。如果宝宝出现吃一口就不吃了的情况，要查看一下他的口腔和耳朵有没有什么问题。

另外，宝宝感冒、腹泻的时候，肠胃不适，也会不喜欢进食。只有等疾病痊愈了，才能恢复食欲。还有宝宝打预防针的时候，因为疫苗反应，食欲也会变差。

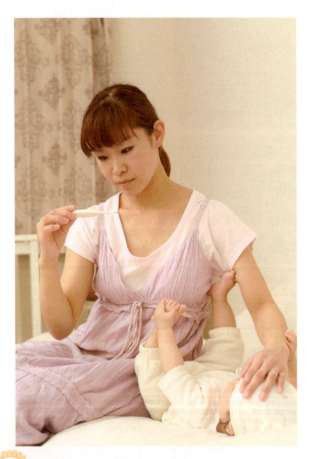

有时候厌奶仅仅是因为不喜欢奶瓶

有的宝宝并不是真正的厌食，而是不喜欢进食的方式，特别是吃母乳的宝宝转而吃配方奶粉的时候，这个问题就很突出。吃母乳就吃，母乳挤出来放到奶瓶里就不吃，这就不是真正的厌食，需要帮他慢慢习惯用奶瓶进食。可以通过用奶瓶喂水、在奶嘴上涂抹母乳等，让宝宝慢慢接受奶瓶。

消化不良会引起拒奶、厌食

有时候宝宝消化不好了，也是会厌食的。如果宝宝进食减少的同时，大便减少，按压腹部硬硬的、鼓鼓的，可能就是消化不良了。这时候可以喂些健胃消食的药品或者益生菌，帮助消化。吃健胃消食药品的时候注意要给足量。

曾经有位妈妈说宝宝不吃饭，吃了健胃消食片也没用。细问之下，一天3顿，每顿4~6片的药，给宝宝每天吃3片，几乎等于没吃，当然不会起作用。不过，是药三分毒，健胃消食片虽然都是"药食西用"类的中药材制成，但过于依赖它来促消化对宝宝肠胃也不利。所以，不可滥用。

喂养不当导致的厌食，终极的纠正办法就是让宝宝体会饥饿感

如果宝宝厌食不是由疾病、消化不良等导致的，纯粹是由喂养习惯导致的，让宝宝体会饥饿感是纠正厌食、拒食的终极办法。

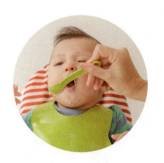

不要强迫宝宝吃

如果宝宝表示不吃，就不喂，更不要追着喂。

不吃饭也不给零食

有的妈妈在宝宝不吃饭时，生怕他饿着，就给些零食，这无益于激发宝宝的食欲，只会让坏习惯延续。正确的做法是在下一餐吃饭前不给任何零食，特别是饭前绝对不给零食。饿一两顿对宝宝的发育不会有任何不良影响。

拉长两餐之间的间隔时间

如果平时都是隔3小时吃1餐，厌食后可以延长至隔4~6小时吃1餐，什么时候宝宝表示饿了，什么时候准备食物给他吃。切记在餐前绝对不给零食，哪怕一颗小糖果都可能会让宝宝不好好吃饭。

如果宝宝厌食持续超过1个月，体重也不见增长，就必须带他看医生了，以便排除一些慢性疾病引起的拒食。

妈妈不可不知的宝宝必需营养素

在纯母乳喂养时期，宝宝需要妈妈的膳食结构合理，到了加辅食之后，要多注意辅食的营养构成，妈妈需要了解一下宝宝所需要的营养素。

蛋白质

宝宝对蛋白质的需求量非常大，肌肉和免疫系统的发育都离不开蛋白质。母乳中蛋白质占比达到70%~80%。哺乳期妈妈日常饮食必须摄入足量的蛋白质才能维持母乳的高质量。肉、鱼、蛋、奶和豆类食品都是高蛋白质食物，要常食用。宝宝吃辅食了，高蛋白质食物也要逐步添加，肉和蛋先加（先吃蛋黄，1周岁以后吃蛋清），鱼和豆类食品可以在1周岁以后加。

脂肪

脂肪是宝宝能量的主要提供者，足量的脂肪摄入可以维持宝宝更长时间不饿，而且脂肪对宝宝的神经功能发育有促进作用，这也需要由母乳和辅食来提供。哺乳期妈妈不能拒绝脂肪摄入，食用油、肉类都是脂肪摄入的途径，要正常食用。加辅食后，宝宝可以从蛋黄中摄取到一定脂肪，不必另加食用油。

碳水化合物

碳水化合物也是宝宝能量的来源，而且碳水化合物对宝宝的肌肉组织、神经组织发育起着重要的作用。母乳中的乳糖就是碳水化合物，加辅食之后，米粉、米汤、米糊、水果、胡萝卜、土豆等都可以作为碳水化合物的来源。

铁

铁是血红细胞的重要组成物质，而且氧气在体内的运送也需要铁的参与，不过宝宝在出生前会在体内储存一定量的铁，够他出生后用几个月的时间。母乳中的铁吸收率非常高，但毕竟含量比较低，所以在宝宝6个月以后必须注意添加含铁辅食，含铁的米粉是首选，含铁丰富的食物如蛋黄、瘦肉、深绿色蔬菜、动物肝脏、动物血都要陆续添加。

维生素A

维生素A对宝宝的皮肤和眼睛发育及功能维护都有积极作用，而且有良好的预防感染的作用。维生素A虽然重要，但是宝宝对其需求量不高，吃母乳的时候母乳就能提供足够的维生素A，加辅食后除常吃蛋黄外，偶尔吃点胡萝卜、动物肝脏就足够了，这些食物都含有丰富的维生素A。

维生素 D

维生素 D 可促进钙吸收，帮宝宝打造强壮骨骼，预防佝偻病一定要补足维生素 D。母乳中维生素 D 含量特别低，所以母乳喂养的宝宝最好尽早补充维生素 D。而配方奶粉一般都添加了一定比例的维生素 D，所以配方奶喂养的宝宝不需要另外补充。加辅食后，宝宝吃鱼、动物肝脏、蛋黄、奶酪、瘦肉、坚果等，可以补充部分维生素 D，但量不够，所以以药物补充维生素 D 还是有必要的，最好补充到 2 周岁。同时要让宝宝多晒太阳，阳光中的紫外线可以促进皮肤上的一种物质生成维生素 D。

维生素 K

维生素 K 有凝血功能，对新生宝宝来说特别重要，可预防宝宝颅内出血。医院会给新生宝宝注射维生素 K，刚出生的宝宝不需要担心这方面的问题。以后哺乳期妈妈可以多吃一些含维生素 K 高的食物，包括绿叶蔬菜、奶类食物、肉类食物，来提高母乳中维生素 K 的含量。宝宝吃辅食后，可以通过吃鱼、动物肝脏、酸奶、西兰花等补充。宝宝如果缺乏维生素 K，牙龈出血的情况会增多，食欲也会受影响。

纤维素

纤维素对人体的主要功效是增加饱腹感，同时促进肠胃蠕动，保证正常排便。纤维素缺乏最容易引起的问题就是便秘。母乳中含有一种水溶性纤维素——低聚糖，所以吃母乳的宝宝很少有便秘的。加辅食后，让宝宝适当食用水果、蔬菜就可以。

锌

锌可提高宝宝的免疫功能，母乳中所含的锌一般都够宝宝用，不过如果妈妈缺锌，母乳中锌的含量就会偏低，宝宝也容易缺锌。妈妈可以通过饮食补锌或者服用锌制剂补充，例如，吃些瘦肉、木耳、海鲜、坚果或者直接服用硫酸锌片或者口服液。母乳中的锌含量上升，宝宝缺锌的状况会逐渐得到改善。吃辅食后，虾皮、紫菜、鱼、猪肝等都可常吃以补锌。

爱心叮咛

宝宝补钙是很多妈妈都特别关心的问题，其实宝宝补钙、预防佝偻病应补充维生素 D，而不是钙。宝宝缺钙大多是因为钙吸收不良引起的，一般补充维生素 D 即可。

儿科医生眼里的营养素补充问题

现在各种给宝宝补充某营养，让宝宝更聪明、更健康的宣传广告，都巧妙地击中了家长的心，平时诊室里咨询给宝宝补充营养素的家长不在少数，更有些家长根本不咨询医生，道听途说一些营养素如何如何，就直接给宝宝大量使用。在儿科医生眼里，给宝宝补充营养素其实是个误区，有时候会造成严重后果。

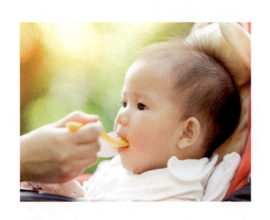

喂养方法得当就不会缺乏营养素

人体需要的营养素很复杂，饮食内的营养素也很复杂，要想满足人体对营养的需求，只有合理饮食。哺乳期妈妈负责摄入合理营养，宝宝吃母乳基本就能满足营养需求，宝宝6个月以后，母乳满足不了营养需求时，要合理添加辅食，以免造成宝宝营养缺乏。总体来说只要喂养得当，就没必要给宝宝额外补充营养素了。

需不需要补充营养素，检查了才知道

当然，的确有的宝宝营养不良，是因为体内缺乏某些营养素，但这并不是家长随便就能确切了解的，一定要医生用自己专业的知识配合检查才能确定，进而决定补不补充或者用什么方法补充营养素。其实人体对营养的需求是有限的，如果大量供应，不但吸收不了，还会增加消化、代谢负担，甚至可能造成中毒，比如大量补充维生素A，后果就很严重。

补充不当会造成严重后果

虽然不多，但是近几年关于宝宝乱补充营养造成严重后果的报道还是会出现，比如擅自补充蛋白质粉、蜂王浆导致宝宝性早熟；过多补充钙制剂，造成骨骼过早老化，宝宝终生矮小等。对一般人来说可能就是个新闻，但是对于宝宝来说都是一生健康和幸福被毁的灾难。

总之，宝宝不要随便补充营养素，补充前一定要咨询医生，需要补充的时候则要严格按照安全剂量安排，在营养缺乏得到纠正后最好立即停止补充。

爱心叮咛

宝宝营养缺乏，还是以食补为好，纯母乳喂养时期就由妈妈补充营养，加辅食之后就要让辅食种类多样化。食补比药补更安全。

非诊断需要不用特意测微量元素

2013 年的时候，国家卫生和计划生育委员会已经下发《国家卫生计生委办公厅关于规范儿童微量元素临床检测的通知》，明确要求非诊断治疗需要，各级各类医疗机构不得针对儿童开展微量元素检测。

微量元素检测结果并不能准确反映体内营养状况

微量元素检测受到很多外在因素的影响，并不能准确反映体内营养状况，比如查血钙，手指采血时混入组织液较多，会影响准确性；再比如查发锌，头发沾染的灰尘、杂质等都会影响检查结果，也不准确。而且微量元素检测的意义其实不大。

微量元素需求小，奶类食品可足量供应

微量元素指的是钙、锌、镁等这些在体内含量很小的营养元素，之所以叫做微量元素就是因为其含量非常小。含量非常小，一定程度上就意味着缺乏的概率比较小，只要饮食合理，很少会缺乏。钙、铁、锌、镁、铜等这些微量元素在母乳、配方奶粉中都有一定的含量，足够宝宝所需。只要吸收好，就不会缺乏了。

事实上，除了吃母乳的宝宝需要常规补充维生素 D 外，其他营养素一般都不需要。

宝宝发育不良，跟微量元素关系不大

由于前些年对微量元素的过分强调，导致大部分人反而对宏量元素比如蛋白质、脂肪、碳水化合物的关注减少了。其实宏量元素才是决定宝宝长得好不好的主要因素。所以当宝宝长得不好的时候，比如偏瘦、偏矮，要多检讨喂养方式。

到医院检查的时候不应要求检测微量元素，而应详细告诉医生宝宝平时的进食情况，比如吃多少奶类食品，添加多少辅食，辅食是什么性状，大小便怎么样，以便医生据此判断宝宝的进食量是否充足、进食种类是否够丰富、消化和吸收情况怎么样，并给出更好的建议，这样才对宝宝的成长更有利。

爱心叮咛

市场上现在有很多种儿童牛奶，声称添加了多种营养素，事实上这类牛奶中蛋白质的含量非常低，只有纯牛奶中蛋白质含量的1/3左右。建议不要热衷于用这类牛奶给宝宝补充营养。

宝宝无须特别补充 DHA、ARA

DHA 应该是每位家长都听过的营养素了，这种营养素近几年特别火，因为它利于大脑发育。其实 DHA 对视网膜发育也有好处，还可以调节免疫功能。但事实上仍然没有刻意去补充的必要，本质上它只是一种脂肪，属于长链多不饱和脂肪酸，并不是特殊营养素。

宝宝不缺乏 DHA，多摄入没意义

母乳中含有 DHA，配方奶粉中仿造母乳的比例也添加了一定量的 DHA，所以不管是纯母乳喂养的宝宝还是吃配方奶粉的宝宝都能摄入一定量的 DHA，而且宝宝对于 DHA 的需求是很小的，母乳和配方奶粉中的 DHA 就足够他用了。所以只要宝宝能得到合理喂养，供应足够的母乳和配方奶粉，就没必要额外补充 DHA。宝宝吃辅食之后，婴儿营养米粉里一般也都添加了 DHA，另外，再吃些鲑鱼、鳄梨、紫菜等含有 DHA 的食物就可以了。

人体需要的 DHA 量不多，如果摄入量多于需求，这些多出来的量会跟其他脂肪一样都转化为能量消耗掉，也就是说不是宝宝越多摄入 DHA 就越聪明。

补充 DHA 制剂可能存在的不安全因素

补充 DHA 本身不会有什么副作用，顶多就是多产生一些能量。不过作为消费者的家长很难判断一种制剂是不是够安全，是否除了 DHA 还含有其他成分。DHA 一般从深海鱼体内提取，其中是否还含有其他有害成分，比如各类重金属很难判断，所以盲目给宝宝补充未必是好事。另外，市面上还有一种 α–亚麻酸的营养素制剂，这种营养素可以在人体内转化成 DHA，因而也被作为补充 DHA 的制剂，但事实上其转化率非常低，剩余转化不了的都被消耗掉了，所以意义也不大。

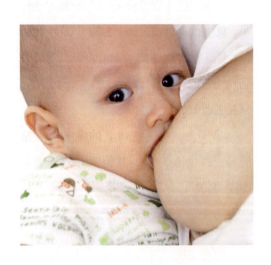

爱心叮咛

宝宝聪明与否，有营养供应的因素，但更大的决定因素在于家长对他的训练和培养，所以不要完全把宝宝拥有一个聪明的大脑寄托在营养素上，更不能以为补充些补脑营养素就万事大吉了，从而不在其他方面上心，这样反而是害了宝宝。

这些宝宝需要补充维生素 D

维生素 D 可使血液中的钙进入骨骼，让骨骼正常生长和发育。同时维生素 D 还有促进免疫系统成熟的作用，所以维生素 D 是宝宝所需要的，要保证宝宝有足量的摄入。

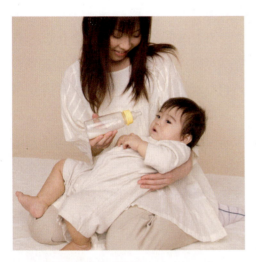

母乳喂养的宝宝要额外补充维生素 D

一般配方奶粉中都添加了维生素 D，可注意一下包装上的营养表，只要有足量添加，宝宝吃够奶量，就能获得足够的维生素 D，不需要额外补充了。不过纯母乳喂养的宝宝就必须补充一些维生素 D 制剂了，因为母乳的营养虽然丰富却唯独缺乏维生素 D。

1 周岁以内的宝宝如果是纯母乳喂养的，建议每天摄入 400 国际单位的维生素 D，换算成重量单位就是 10 微克。如果是混合喂养的，从奶粉中就无法足量获得所需的维生素 D，可以每天补充 200 国际单位的维生素 D。2 周岁以后的宝宝如果每天不能保证摄入 500 毫升的奶类食品，也应该每天补充 400 国际单位的维生素 D。

早产儿出生后就应该补充维生素 D

孕期最后 3 个月是胎儿集中储备各类营养物质的时期，维生素 D 也是在这一时期开始储备的，孕期 34~35 周是储备维生素 D 的高峰期。早产的宝宝很显然还没来得及储备足够的维生素 D 就出生了。所以胎龄越小的早产儿，体内储存的维生素 D 越少。因此，早产的宝宝需要从外界摄入更多的维生素 D 以维持发育。然而，早产妈妈乳汁中的维生素 D 含量也很少，很难满足宝宝需求，因此早产宝宝发生佝偻病的可能性就大幅增加，唯一的预防方法就是额外补充维生素 D。

建议早产宝宝从出生起到 3 个月大，每天要补充 800 国际单位的维生素 D，3 个月之后每天补充 400 国际单位的维生素 D，一直到 2 周岁。

出生体重低的宝宝跟早产宝宝一样，同样存在体内营养储备不足的问题，所以也要从出生后即开始补充维生素 D。建议从出生第 1 周后开始补充，每天 400~800 国际单位。此后根据体内代谢水平来调整补充量。

安全补充维生素D

市面上有专门给宝宝使用的维生素D制剂，也有AD合剂，问明白只要是宝宝专用的，剂量、剂型合适的都可以用。这些制剂很多都做成胶囊的类型，1天1粒，而且喂食也很方便，在胶囊一头打开一个小口，把里面的油状制剂滴入宝宝口中就可以了。从宝宝出生后一两个月就应该开始补充。

只要补够所需量就可以了，不要补充太多。如果摄入太多的维生素D，宝宝吸收的钙可能会增多，骨骼利用不完的部分会附着在肾脏等器官上，增加这些器官的负担，影响其功能，还可能导致便秘、肾结石、囟门过早闭合等病症，所以千万不要过量补充。

既然维生素D补充过量会有危害，有些父母就对给宝宝补充维生素D制剂有些担心，其实只要每天维生素D制剂的摄入量低于1000国际单位就是安全的。只要遵照医嘱，不要擅自加量，长期服用维生素D制剂是安全的。美国的儿科学会还建议补充维生素D一直到青春期呢。

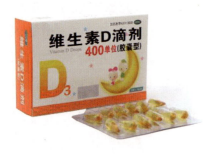

爱心叮咛

购买维生素D，应单纯购买维生素D或者维生素AD，不要购买鱼肝油，现在的鱼肝油内涵比较广，买不对可能会影响宝宝健康。

晒太阳不能替代口服维生素D

晒太阳可以帮助人体合成维生素D。有的家长就想：多让宝宝晒太阳是不是就不用再补充维生素D了？建议还是要补，因为晒太阳合成的维生素D很难量化，不同季节、不同地区晒太阳的效果都不一样。裸露皮肤的面积不同，合成维生素D的量也会不同。如果穿着厚衣服或者隔着玻璃晒太阳，合成维生素D的量则可以忽略不计。想要合成足量维生素D，必须保持长时间大面积裸露皮肤直接晒太阳，所以操作起来还是有一定难度的，要想取得好的效果也不是那么容易的。所以，还是补充制剂最可靠。

别把宝宝当成钙片"回收站"

宝宝缺不缺钙是中国妈妈比较关心的一个问题，诊室里经常有妈妈问宝宝出汗特别多是不是缺钙了、宝宝睡不踏实是不是缺钙了、宝宝还不出牙是不是缺钙了等，不一而足。而且现在的电视广告也诱导了妈妈们，让大家都对这个问题重视得有点过头了。有的妈妈还会问问医生，有的妈妈更甚，根本不问，直接从宝宝两三个月起就定时定点给宝宝补上了。另外，现在有些医生也动不动就判定宝宝缺钙了，要求补钙，这也是一种需要抵制的现象。

其实宝宝缺钙真的是被冤枉的，出汗多、夜间哭闹、枕秃、出牙晚、长不高等现象都不一定跟缺钙有关系。如果盲目地过度补钙反而对宝宝不利。

睡眠不安不一定是缺钙

宝宝睡眠不安，睡觉期间突然哭醒，被很多人认为是缺钙所致，其实更可能的原因是腹部不舒服，比如肠胀气、肠绞痛等。6个月以前的宝宝这样的问题比较多，因为肠道功能还不太完善，肠道蠕动不太规律的时候腹部会出现不适，就引起宝宝哭闹。这种不适会随着宝宝放屁而缓解，宝宝也会从哭闹转为安静。6个月以后随着肠道功能完善，这种现象就会减少。所以不要盲目补钙。

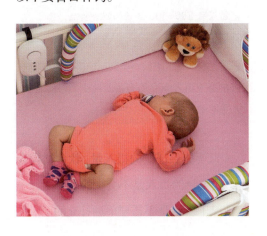

枕秃不一定是缺钙

宝宝有枕秃时，可能会被别人指出是缺钙，建议给宝宝补钙。其实这是因为宝宝躺的时间较长，躺时频繁活动头部，导致头部与枕头的摩擦比较大，影响了后脑勺头发的生长造成的，跟缺钙没什么关系。所以不要一看见宝宝枕秃就给他补钙。宝宝躺在床上的时间减少后，枕秃自然就会消失。

出汗多不一定是缺钙

宝宝新陈代谢快，本来就比大人更容易出汗，睡觉的时候头部也会微微有些汗，所以汗多一些是正常的，不要往缺钙上联想。宝宝汗特别多时，更应该检查的是衣服是否穿多了，跟大人对比一下，如果比大人穿得厚太多，就应该减衣服，而不是去怀疑是不是缺钙了。

出牙晚不是缺钙

宝宝多数在满6个月以后萌出乳牙，如果过了较长时间乳牙还没有萌出，就有人怀疑是不是缺钙了。牙的确需要沉积钙，但这是在胎儿期就已经完成了的，宝宝刚出生的时候，乳牙和恒牙牙胚都已经整齐就位，只等萌出了，所以宝宝出牙晚跟缺钙没有关系，还是个体差异造成的。10个月萌出1颗乳牙或者1周岁以后才萌出2颗乳牙都是正常的。若先天牙胚缺失造成缺牙，再怎么补钙也无济于事。

爱心叮咛

宝宝乳牙萌出晚，并不妨碍他吃辅食，可以照着正常进度给他添加辅食种类，增加咀嚼难度，牙龈自会磨碎食物。

长不高跟缺钙没关系

身高70%来自遗传，30%来自后天的营养和运动。营养不良的确会导致身高偏矮，但是宝宝所需的营养不单单只是钙，钙补得再多，其他营养跟不上，还是一样会长不高。而且补钙过多可能会导致宝宝提前停止生长，最终反而让宝宝长不高。换言之，只要营养合理、充足，宝宝就不会缺钙。而宝宝日常饮食中钙的来源很丰富，只要喂养方法正确，摄入量也会很充足，没必要额外补充。

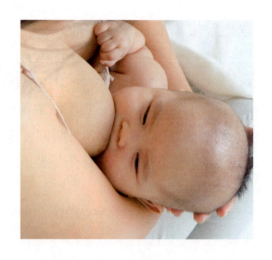

母乳和配方奶粉、辅食中的钙都很充足

每100毫升母乳就含钙34毫克，而且钙磷含量比例合理，吸收率非常高，所以吃足母乳的宝宝钙的摄入量是能保证的。

每100毫升配方奶粉含钙高达50毫克，6个月以前的宝宝每天吃配方奶粉达到800毫升，摄入的钙就很充足了。

6个月以后，每天保证吃配方奶粉600毫升，再添加些含钙丰富的辅食，如强化了钙含量的营养米粉、紫菜等就可以了。

1周岁以后宝宝仍然可以吃到不少的母乳，再吃些豆类制品、海带、虾皮等，此外，还要保证每天有200~400毫升的奶类食品，摄入的钙量也就足够了。

断奶之后，马上增加奶类制品的供应，3周岁以前每天摄入500毫升左右纯牛奶，就能摄入足够的钙了。

只要能保证奶的摄入量，饮食结构合理，宝宝钙的摄入是不会少的。总之，一般情况下，钙是不需要单独补充的。

目前没有任何手段可准确判断宝宝缺钙与否

我们说过微量元素的检测并不能确定宝宝是否缺钙，其实现在流行的骨密度检测，其结果也不能作为是否给宝宝补钙的依据。

骨密度指的是骨骼中的矿物质密度，是判断骨骼强度的一个标准，但是这个对宝宝来说也没有多少意义，因为生长期宝宝的骨密度通常都是偏低的，只有骨密度偏低，吸收钙的能力才会高，如果骨密度正常了，吸收钙的能力反而要下降，宝宝的生长速度会放缓。

另外，静脉血检测也很难判断宝宝是否缺钙，因为骨骼中的钙和静脉中的钙可以互相转移，如果静脉中的钙含量低了，骨骼中的钙就会释放出来，保证静脉血中钙的水平。因此静脉血中钙含量充足不能说明体内就不缺钙。而手指采血我们前面已经说过了，因为混入了组织液等缘故，容易检测出钙含量偏低的结果，也不准确。

所以，我们需要综合营养的摄入状况和宝宝的发育状况来看他是否缺钙。如果宝宝发育正常，没有特殊体征，营养结构合理，每天有足量的奶类摄入，就不能单凭一两个似是而非的现象说他缺钙，也不能依靠一两样检测判断他缺钙。

补钙过多对成长发育有不利影响

前几年偶尔会有这样的报道，宝宝不再长高，经检查发现骨骺线已经闭合，原来是家长为了让宝宝长高，给宝宝补了过多的钙，结果适得其反，反而使得宝宝终生矮小。类似这样的事虽然不多见，但还是存在的，所以给宝宝补钙还需要再谨慎一些。另外，补钙过多还有其他害处，比如容易导致便秘，还可能会使一些骨骼吸收不了的钙沉积在其他器官上，导致这些器官活力下降、功能降低等。

由此可知，和其他任何一种营养素一样，钙也不能随便乱补。如果宝宝挑食严重，且奶类食品吃得很少，有可能会缺钙，可到医院请教医生，多方面结合看是否缺钙，确认缺钙后再补钙。同时不能多补，补足每天摄入不足的量即可。

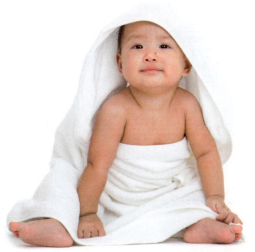

预防缺铁，保证智商发育所需

据研究显示，曾经患过缺铁性贫血的儿童智商较正常儿童平均低9%，所以保证铁摄入就是保证智商发育水平，一定要重视，避免宝宝患上缺铁性贫血。

什么情况下宝宝容易缺铁

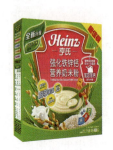

宝宝在胎儿期后3个月就会在体内储备一定量的铁，这些铁足够宝宝在出生后4~6个月用，所以，就算母乳中铁含量很低，足月出生的宝宝在前4~6个月还是不容易出现缺铁的问题。6个月以后，宝宝开始添加辅食，只要多食用一些铁强化的辅食如铁强化婴儿米粉，也不会发生缺铁。比较容易缺铁的是以下几类宝宝。

早产宝宝和低体重宝宝

早产宝宝因为没来得及在身体里储备足够的铁就出生了，母乳中的铁也远远不能满足他的需要，所以容易缺铁。低体重宝宝也一样，各方面营养储备都较差，可能会缺铁。

辅食营养结构不合理的宝宝

宝宝出生6个月以后，体内储备的铁会用完，母乳又不能提供足够量的铁，所以必须从辅食中摄入。如果辅食仅仅是含铁量很少的米、面或者纯素食，宝宝就容易缺铁了。

注意观察宝宝是否缺铁

宝宝患上缺铁性贫血之后的表现还是比较明显的，妈妈只要细心，就能够较早发现。

脸色不正常，缺乏血色，就是我们平时说的气色不好。如果宝宝脸色发黄或者发白，唇色发白，要考虑可能是缺铁了。

精神差，不活泼，不爱活动，被抱着的时候会软软地依偎着大人，不会左右看。

脾气差，常常烦躁不安，对周围事物没有兴趣，不像别的宝宝一样对周围事物充满好奇。

宝宝如果贫血了，食欲会变差，没有饥饿感，不主动找吃的。

早产宝宝、低体重宝宝需要补铁

建议早产宝宝、低体重宝宝在出生后4周开始补充铁制剂，母乳喂养的宝宝每天每千克体重补充2毫克的铁制剂，配方奶喂养的宝宝每天每千克体重补充1毫克的铁制剂，一直补充到1周岁。当然，在补充铁制剂之外，铁强化的婴儿奶粉、含铁量丰富的肉类和蔬菜也要积极摄入。

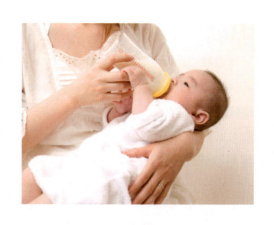

缺铁性贫血需及时看医生

如果怀疑宝宝贫血，应及时带他去医院检查。化验血色素就能确定是否缺铁。如果属于轻度缺铁，可多给他食用一些含铁丰富的食物，如鸡肝、猪肝、瘦肉、蛋黄、海带、黑芝麻、黑木耳、蘑菇、芹菜等，食补就行。如果是中、重度贫血，则需持续足量补充铁制剂大约2~3个月。贫血好转后再持续补充6~8周，以便增加宝宝体内铁的储备，预防贫血复发。

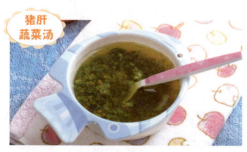

猪肝蔬菜汤

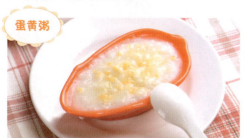

蛋黄粥

铁制剂的选择与服用

铁制剂分为有机和无机，无机铁对肠道副作用大，建议选择有机铁，如富马酸亚铁、琥珀酸亚铁等，都是比较好的选择。给宝宝补充铁制剂的时候，要选用容易入口的、味道好一点的产品，如富马酸亚铁、琥珀酸亚铁等，也可选宝宝接受度比较高的冲剂，如泡腾片、糖浆等。

服用铁制剂建议少量多次，1天的量可以分为3顿服用，每次饭后1小时左右服用较好，对肠道刺激小、吸收好。另外最好搭配补充维生素C，可促进铁吸收。还有长时间补铁，需要搭配锌一起补。单纯补铁不补锌，容易导致锌缺乏。

爱心叮咛

在补铁治疗贫血后3周要去医院复查，如果血红素仍然低，可能不是缺铁导致了贫血，而是其他原因导致的，如缺铜、叶酸、维生素B_{12}等，这些营养的缺乏也可导致贫血。

缺锌会影响胃口

合理的锌摄入对维持宝宝体内代谢、保证生长发育和免疫功能正常都有重要作用，长期缺锌可引起肠道菌群失调、免疫功能下降等，最终影响发育。侏儒症的出现也有缺锌的因素存在。

容易缺锌的宝宝

纯素食家庭的宝宝

肉类食物含锌量比植物类食物高，而且吸收率高，肉类食物中锌的吸收率可以达到50%，植物类食物中锌的吸收率只有20%，所以在纯素食的家庭，宝宝容易缺锌。

6个月以上仍然纯母乳喂养的宝宝

如果宝宝6个月以后仍然是纯母乳喂养，没有添加辅食，也可能缺锌。因为6个月以后，母乳中的锌含量会逐渐降低，无法满足宝宝的需求了。

这2类宝宝的家长要特别注意宝宝是否缺锌，纯母乳喂养的宝宝6个月以后，要多给他吃含锌丰富的肉类辅食；纯素食的宝宝要吃一些锌强化的食物。

是否缺锌要结合饮食和宝宝表现看

现在家长们一说起缺锌就会想起剪点头发化验一下，至少也是采点血化验一下，其实发锌化验和血锌化验都很难准确判断宝宝体内是否缺锌。是否缺锌还要结合宝宝平时的饮食以及宝宝的表现来看。

如果宝宝长时间食欲不振、挑食、偏食甚至拒食，同时身高增长缓慢，比同龄宝宝矮，头发长得慢，多动，反应慢，反复感冒等，家长应该怀疑宝宝是否缺锌，可到医院化验一下。如果宝宝缺锌了，应给宝宝补充锌，直到血锌水平正常为止。

补锌要注意吸收率

给宝宝补锌，不要擅自进行，一定要咨询医生。锌稍微过量就可造成代谢紊乱。服用锌制剂的时候注意不能喝牛奶，更不能二者同服，牛奶会影响锌的吸收。另外要在饭后服用，锌对肠胃会有一定的刺激，空腹服用会有不适感。

爱心叮咛

给宝宝长时间补锌的时候，建议同时补铁。锌会排斥体内的铁，长时间补锌不补铁容易造成缺铁。

预防维生素 A 缺乏

我们熟知的维生素 A 的功效是维持视力的正常，其实它对生长、免疫以及基因表达等都有重要作用，不应该缺乏。但是早产宝宝因为出生时体内维生素 A 储备不足，出生后吃奶不多，而且母乳中维生素 A 的含量也不够早产宝宝用，所以摄入也不足，这就容易缺乏维生素 A。早产宝宝是维生素 A 缺乏的高危人群。因此，大多数早产宝宝都需要额外补充维生素 A 制剂，不过一定要在医生的指导下进行。

母乳和配方奶粉都含有足量维生素 A

足月出生的宝宝体内维生素 A 储备足量，而且足月分娩的妈妈母乳中维生素 A 的含量也很丰富，是完全能满足 6 个月前宝宝的需求的。所以 6 个月以前纯母乳喂养的宝宝不需要补充维生素 A。配方奶粉中一般都添加了维生素 A，基本能满足宝宝需求，也不需要额外补充。

7 个月以后饮食结构合理就不会缺乏维生素 A

含维生素 A 的食物有冬瓜、杏仁、胡萝卜、南瓜、红薯等，做成辅食，只要宝宝正常摄入，加上奶类就不会缺乏维生素 A。1 周岁以后的宝宝如果断奶了，只要每天摄入 500 毫升的牛奶，饮食中不要太缺乏含维生素 A 的食物就没问题。

缺乏维生素 A 的表现

维生素 A 长时间严重缺乏，可导致智力发育落后、矮小、失明等。不过宝宝缺乏维生素 A 的时候，不容易被发现，需要妈妈仔细观察，避免造成严重后果。

眼部出现问题
第一，宝宝在夜里视物不清，夜里行走时容易发生定向困难。第二，结膜干燥，导致宝宝爱眨眼。

头发出现改变
头发干枯，缺少光泽，易脱落等。

皮肤出现改变
皮肤容易干燥、脱屑、粗糙。另外毛囊角化，形成很多类似"鸡皮疙瘩"的皮疹，从上下肢开始逐渐发展到其他部位。指甲、趾甲薄脆，易折断，表面不平整。

如果宝宝出现了这些异常，最好带宝宝做个检查，看是否缺乏维生素 A，避免异常进一步加重。如果维生素 A 缺乏严重，还会使宝宝反复感冒，同时听力、嗅觉、味觉等出现障碍。

别把宝宝养成肥胖儿

现在大多数的年轻父母都已经意识到了，宝宝肥胖不是好事；意识到了，喂养方法上也要科学，不然还是会养出肥胖儿的。

喂配方奶粉的量要合理

配方奶粉本身热量比母乳高，吃配方奶粉的宝宝容易肥胖，主要还是跟喂养过量有关，给大家三点建议。

1 不要一哭就喂。一般宝宝不管什么时候喂都是会吃的，一哭就喂就有可能使宝宝在并不饿的情况下频繁进食，胖恐怕就是必然的了。

2 奶量要保持基本稳定。宝宝从小到大的食量其实不会增加很多，宝宝

6个月至1岁期间，每天喝奶量应保持在600~800毫升，1岁至1岁半应保持在400~600毫升。如果宝宝每天喝的奶量过多了，必胖无疑。

3 宝宝不吃了就说明饱了，就不要再喂了，不要反复把奶嘴塞到他嘴里。宝宝吃饱后，再把奶嘴塞到他嘴里可能会使他再吃二三十毫升，这多出来的量就是将来长出来的脂肪。

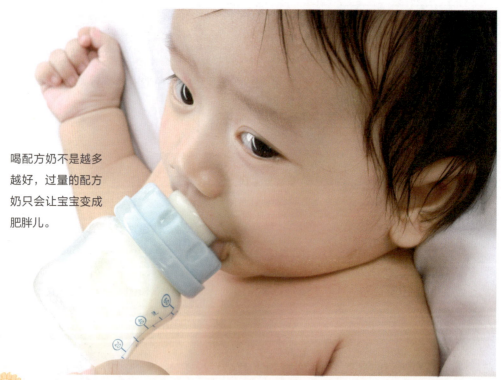

喝配方奶不是越多越好，过量的配方奶只会让宝宝变成肥胖儿。

吃辅食后饮食结构要合理，进食次数要控制

过早添加辅食会导致宝宝肥胖，纯母乳喂养时间长一点有助于降低肥胖率。所以建议妈妈们不要给宝宝过早添加辅食，最好等到 6 个月；并且添加固体辅食的时间不要太早，最好能在 10 个月左右才开始。另外还要注意几点。

淀粉类食物占比不要太大

淀粉类食物应该占到 1/2，如果总是吃大米、白面制成的辅食，很少吃菜，宝宝就容易胖。

餐次不要太密集

宝宝一天 5~6 餐就足够了，不要吃太多次，也不要一哭就用零食安慰。

限制宝宝吃甜食和空热量食物

不要让宝宝养成吃甜食的习惯，各类甜味点心、饮料都要控制，更不要频繁给他吃糖果。空热量食物如各类膨化食品都要少吃。在正餐之外再继续吃这些食物很容易发胖。

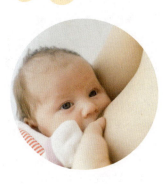

母乳因为泌乳量比较稳定，出现过量喂养的不多，所以肥胖儿少。肥胖儿主要集中在吃配方奶粉的宝宝身上。有些宝宝则是在开始吃辅食之后胖起来的。由此看来主要是喂养方式不当导致了肥胖。

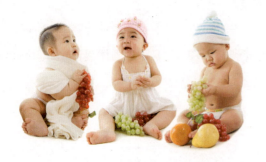

肥胖与否不是跟别人比，而是跟生长发育曲线比

有一部分妈妈走向了另一个极端，宝宝体重可能是正常的，但是她却认为胖了。曾经有位妈妈跟我诉苦："我都没敢给她吃饱过，但她还是我们小区最胖的宝宝。"妈妈很忧虑，担心宝宝长大后会是个胖妞，但这个宝宝在我眼里是正常的。

宝宝是否肥胖，要跟生长曲线比较，不超过生长曲线3%就是正常的。另外，只要前6个月每个月增重500~700克，6个月以后每个月增重250~300克，1周岁时体重达到出生时体重的3倍就是正常的。不过，如果超出比较多，就需要控制体重增长速度了，尽量在宝宝2~3周岁时将体重控制到正常范围内。

爱心叮咛

有些妈妈喜欢给宝宝炖肉汤喝，建议有肥胖趋向的宝宝或者已经肥胖的宝宝少喝这类汤。肉汤脂肪含量过高，多喝也会长胖。

控制宝宝体重增长不是减肥

宝宝肥胖，明显偏离了生长曲线，妈妈一定不能急着给宝宝减肥，减肥不适用于宝宝，只要控制住体重增长速度，别让宝宝增重太快就可以了。有些妈妈很焦急，以至于都想给宝宝吃减肥食品了，问我能不能吃。千万别吃，减肥食品要么影响食欲，影响宝宝营养摄入；要么增加排泄，引起宝宝腹泻，而且消耗体内脂肪的时候，还会把大量水分和盐分带走，容易导致宝宝体内电解质失衡。因此，想要控制宝宝的体重只要在饮食上控制就可以了。

1周岁以后，宝宝的吃奶量一定要有所减少，不能再像之前那样吃那么多奶了。曾经见过一个肥胖儿，2周岁了还每天夜里吃2顿奶。奶奶一方面抱怨宝宝不肯吃饭，另一方面又自豪能把宝宝养得这么胖。这种做法是不对的，宝宝1周岁以后应该以一日三餐为主，奶类已经变成营养补充了。如果一天仍然吃好几顿配方奶粉，宝宝自然不肯吃正常饮食，这样不但容易使宝宝营养摄入不全，还容易发胖，因为配方奶粉的热量是很高的。

淀粉类食物、脂肪类食物要减少，蔬菜类食物要增加。肉类以脂肪含量少的鸡肉、鱼肉为主，猪肉可以少吃。如果宝宝本身食量大，可以饭前喝点汤，减少固体食物摄入。

只要认真控制饮食，宝宝一定不会太胖。

喝水问题不需要过度关注

宝宝不喝水是很多妈妈苦恼的地方,与宝宝不吃饭的问题差不多可以并驾齐驱。问题是宝宝水分摄入真的不够吗? 也未必。

纯乳喂养时期并不需要刻意补水

奶类中绝大部分都是水分,正常情况下,这些水分足够宝宝用。尤其是母乳喂养的宝宝,宝宝会根据自身需求调节吃奶量。只要宝宝进食量足够,而且没有大量失水,就不会缺水,不必补水。

配方奶喂养的宝宝因为不像母乳喂养的宝宝那样可以随时随地吃母乳补充水分,所以可以适当喂些水,补水也促进消化。但没必要频繁强迫宝宝喝水。

辅食含有大量水分,宝宝需要额外补的水不多

宝宝能吃辅食后,初时的辅食都是糊状的,之后流质、半流质食物也含有大量水分,而且辅食中有很多水果,可以补充一定量的水分,所以宝宝不会太缺水。

总之,别总想着给宝宝喝水,也不要认为宝宝必须喝多少水才正常。

宝宝缺不缺水看排尿

妈妈们其实可以从很多渠道获得宝宝到底需要喝多少水的答案。虽然我们都知道,食物中含有很多水分,但是很难量化,所以判断是否需要给宝宝喂水比较好的方法还是看他的排尿量和尿的颜色是否发黄。

如果宝宝尿量比较大或者排尿次数比较多,而且尿色清亮或仅微微发黄,就是正常的,不需要补水。

如果尿量明显减少,在没有补充维生素 C 的情况下,尿色发黄,则需要想办法让宝宝多摄入水分,给他喝水、喂果汁、吃水果都可以。

另外,如果宝宝出汗了或者腹泻、呕吐了,或者洗澡后,有些失水,则可以适当给他补些水。

爱心叮咛

尽量多给宝宝喂白开水,不要加糖或秋梨膏以及各种甜味剂,以免宝宝养成爱喝甜水的习惯,这对宝宝的健康很不利;也不要加葡萄糖,那不是食物,是药物,直接饮用会给宝宝的胰脏造成很大压力。

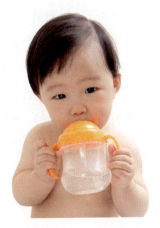

正确评价宝宝的发育成长

因为跟自家宝宝差不多大的宝宝都比自家宝宝高或者胖，就怀疑自家宝宝发育不良的家长不在少数。其实宝宝发育成长如何，不是这样评价的，这样评价对宝宝不公平。

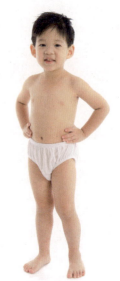

宝宝成长有个体差异

每个宝宝都是独立的个体，成长过程是有个体差异的。有的宝宝发育快，有的宝宝发育晚，但最终所有宝宝的发育都差不多。所以不要把宝宝的发育和别的宝宝作横向比较，而应拿他的今天和昨天作纵向比较。

评价宝宝成长最好的参照物是生长发育曲线

生长发育曲线是科学家们选定数量庞大的正常宝宝，获取他们的生长数值，经过科学化处理后形成的一组曲线。把宝宝的生长情况跟这组数值进行比较，能更加科学地评价宝宝的成长。

从宝宝出生后就可以引入生长发育曲线了，出生后前 6 个月每个月测量 1 次，6 个月以后每 2~3 个月测量 1 次，3 周岁以前可每个季度测 1 次，将测量数值标记在曲线上，最后连成一条线。如果这条线是连续向上的，基本与标准线重合，就说明宝宝的生长趋势是正常的。如果与标准线明显偏离，说明是有问题。如果这条线与标准线相差超过 3 个百分点，就需要找原因。

自己在家就可以评价宝宝成长

有了生长发育曲线，家长在家就可以轻松对宝宝成长情况作评价。生长发育曲线涉及三个重要的数值：身高、体重和头围。

测体重的时候，给宝宝穿的衣服厚度要差不多，体重秤需要是同一台。

测身高要让宝宝平卧，测量头顶到脚底的距离就可以。

测头围需要用软尺，从眉心过眉毛、过耳尖、过枕骨，绕一圈回到眉心，得出的数值就是头围。

这些测量每次可以多测两次，取加权平均值，会更准确。

爱心叮咛　生长发育曲线世界各地都有，世界卫生组织也有，但我们中国的宝宝要拿中国的生长发育标准曲线作比较才更合理。

囟门　保护柔软的囟门不受撞击

宝宝的囟门其实有两个，前囟门和后囟门，不过因为后囟门很小，闭合很快，所以不必关注，我们通常关注的是前囟门，也就是宝宝额头上方一块没有头骨覆盖的地方。仔细观察，可以看到这块地方会随着脉搏跳动。

不要用力触碰宝宝囟门，也要避免感染

不能用力触碰宝宝的囟门，更不能让其碰到硬物上去，这里没有头骨，头皮下面就是脑膜和大脑，硬物碰撞会直接伤到脑膜和大脑。

洗头时，动作要轻柔，用指腹轻柔搓洗一下，不要用指甲抠挠，尤其是有长指甲的情况下更不能这样做，以免划伤宝宝的皮肤，可能会引起感染。

宝宝有头垢不要强行抠或撕，可以用植物油涂抹，软化几小时后用梳子梳下去。

如果宝宝头部皮肤受外伤了，特别是靠近囟门的部位，要马上用消毒棉球蘸酒精擦拭消毒，避免引起感染。

囟门形态与健康的关系

囟门是反映宝宝健康的一个窗口，家长平时要多关注这个部位。

关注囟门大小。囟门大小是从两对边的垂直距离，即囟门斜径判断的，新生宝宝囟门斜径一般在 2.5 厘米左右，两个斜径值可以不一样，1~3 厘米都是正常的。若小于 1 厘米或大于 3 厘米则需请医生做详细检查。随着宝宝长大，囟门会持续缩小。任何时候囟门都不应该再次变大，如果变大了要尽快检查。另外也不能闭合太早，闭合太早意味着宝宝可能患有某些疾病。

关注囟门有无凹陷或膨隆。正常情况下，宝宝坐立时，囟门是平坦的，如果突然膨隆起来，可能发生了颅内感染，如果囟门逐渐饱满，可能有积液、积脓、积血等；如果囟门凹陷，宝宝可能是缺水或脱水了，甚至是营养不良。出现这些情况要尽快到医院就诊。

眼睛 宝宝的眼睛巧护理

宝宝的眼睛比较敏感，特别容易感染，眼屎也可能特别多，要小心清洁、护理。

眼部日常护理方法

新生宝宝出生3~4周就开始分泌眼泪，由于他的鼻泪管比较狭窄或者干脆不通，不能把分泌物迅速排空，所以很容易产生眼屎。这种情况一直到宝宝1周岁左右才会好一些。有眼屎要及时帮他清理，这是预防感染最重要和有效的手段。擦拭眼屎，可以先用干净的毛巾沾温开水或生理盐水，把眼屎带到远离眼角的部位后，再把眼睛擦拭干净。两只眼睛要用不同的毛巾角擦拭，以免交叉感染。

如果宝宝的眼屎特别多，多到眼睛都睁不开，可能是眼睛已经被感染了，患了结膜炎等疾病，要及时看医生。

预防斜视

眼睛斜视绝大多数都不是天生的，而是后天护理不周导致的。刚出生的宝宝眼球还没固定，眼周肌肉调节能力较弱，要到3个月以后才逐渐稳定。如果这3个月宝宝视线长期集中在一个方向，就容易形成斜视。所以家长要注意时时变换宝宝头部的朝向，悬挂玩具和宝宝躺卧的相对位置也要经常变换，避免宝宝眼睛总是固定一个朝向看。

预防视力受损

近年有病例通报，有个宝宝的眼部蒙了1周纱布再打开后，失明了。这是因为出生不久的宝宝的视觉神经还没有发育完全，较长时间得不到刺激萎缩了，且不会再发育。因此告诫家长，宝宝的眼睛不能长时间蒙着不见光，如果需要蒙纱布，两三个小时要打开一次。

另外，不要让宝宝的眼睛对着强光，包括闪光灯、浴霸灯等。最近有家长带着4个月的宝宝看医生，因为朋友给宝宝用手机拍照，没关闪光灯。经过检查发现，宝宝左眼的视力的确很差，属于弱视了，手机闪光灯恐怕难辞其咎。给宝宝洗澡时最好不要开浴霸灯，尤其不能让宝宝脸部正对着浴霸灯。浴霸灯发出的强光导致宝宝失明的案例也是有的。

还有，不要让宝宝长时间看电视、手机、平板电脑等，以免损伤视力。

爱心叮咛

宝宝眼屎多一般是正常现象，只要眼球没有发红，就不需要用抗生素，无论是眼药水还是口服药，都不需要，只要静等宝宝成长即可。

鼻子　鼻腔不要过度刺激

鼻腔有自动清理的功能，每当宝宝鼻子堵塞时，就会通过连续打喷嚏的方式，让鼻屎掉出来。我家的宝宝特别反感清理鼻腔，即使熟睡状态也不行，后来我也就放弃了，都只靠他自己清理。

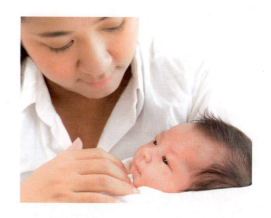

有些家长每天都用生理性海盐水或者棉签、吸鼻器等定时给宝宝清理鼻腔，其实没必要。如果清理得太频繁，反而让鼻部黏膜受到更多刺激，刺激越多，分泌物就越多，对宝宝不利。

如果宝宝鼻涕太多，已经影响到呼吸，可以用棉签蘸些橄榄油涂抹鼻腔，安抚鼻黏膜，几周后鼻涕分泌就会减少。橄榄油涂抹还能软化鼻屎，软化后，搓一个小纸条，放到宝宝鼻腔里轻轻转动，既能把一部分鼻涕带出，又能刺激打喷嚏，让更多鼻涕自己排出来。

不要用硬物给宝宝清理鼻涕

手指、棉签、镊子这些大人清理鼻腔很好用的工具，都不要用到宝宝身上，因为一不小心就可能伤到他。大人的指甲比较硬，用手指头给宝宝清理鼻涕尤其是干鼻屎时容易用力过度，刮破宝宝鼻黏膜，而大人的指甲也是个藏污纳垢的所在，容易积聚太多细菌，可能会导致宝宝鼻腔感染。棉签和镊子比起手指头更容易深入鼻腔，一旦把握不好，宝宝突然转动头部，很容易捅伤鼻腔，可能会出鼻血。宝宝睡着时，更不能这样清理鼻涕，因为谁也不知道宝宝什么时候会突然动弹。

如果宝宝鼻涕比较多，流出鼻腔的用纸巾轻轻揩干净即可，鼻腔里的可以用一张纸巾搓成纸捻伸入鼻腔，将鼻涕带出来再擦掉。

警惕腺样体肿大

腺样体是附着于鼻咽顶壁和后壁交界处的一群淋巴组织。宝宝反复感冒、鼻炎会刺激这群组织增大。腺样体增大会妨碍宝宝用鼻子呼吸，时间长了、程度较重时可能会带来一系列严重后果，如夜里睡不好、白天精神差、牙列不齐、说话不清楚、面容不美观，甚至大脑发育也会受影响，所以家长平时要注意提升宝宝的抗病力，避免宝宝反复感冒刺激腺样体。如果发现宝宝睡眠时呼吸不畅、打鼾甚至有呼吸暂停的现象，要及时到医院检查。

耳朵 避免伤害，保护听力

宝宝刚出生的时候听力是非常灵敏的，但是以后听力会有所降低。之所以降低，都是因为耳朵受到了损伤。一般特别严重的损伤很少，但是小损伤可以说每个宝宝都有，所以家长要尽力保护宝宝的耳朵。

不要给宝宝掏耳朵

掏耳朵一不小心就会伤到耳膜，损害听力。其实耳朵分泌物在宝宝嘴巴有动作的时候会被动向外耳道运动，不会留在里面，家长只要把掉出外耳道的分泌物清理干净就可以了。

不要让宝宝耳朵受到重击

不要拍打宝宝的侧脸，以免震伤耳膜。平时带宝宝玩耍时也要注意尽量不要让他的侧脸撞到硬物。

宝宝耳朵不能受污染

小宝宝的耳朵特别容易感染，要避免脏东西、异物等进去。洗澡的时候要按住耳郭，别让脏水流进去。如果有水进去了，要用棉签揩干。宝宝长大一点要避免让他接触太小的物件，避免他把小物件塞到耳朵里，这会引起感染的。

不要让宝宝生活在太嘈杂的环境中

噪音太大会影响宝宝听觉的灵敏性，所以宝宝的房间不要靠近公路、铁路、在建工地等，要在家里选一个相对安静的房间给他。平时给宝宝听的音乐、故事等声音要小一些，大人听着有些吃力的声音对宝宝来说是正好的，能很好地锻炼他的听觉能力。

不要让宝宝接触太高分贝的声音

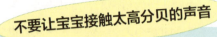

鞭炮声、激烈的锣鼓声都应该避免让宝宝接触，逢年过节户外有这样的声音时，要关上窗户，如果正好带着宝宝在外面，要把宝宝的耳朵捂住。

别用会损害听觉神经的药物

链霉素、庆大霉素、卡那霉素都会损害听觉神经，宝宝用药时要避开这些药物。

脐带 护理脐带残端要用心

现在的助产护士或者医生都更倾向于用新的脐带结扎方法，脐带余留的残端比较少，护理得当2天之内就会干瘪，3~4天就脱落了，所以有些宝宝出院回家的时候脐部就已经干干爽爽了，出问题的可能性很小。如果出院时宝宝的脐带还没有脱落，要多些耐心做护理，多数都在2周以内脱落、愈合。

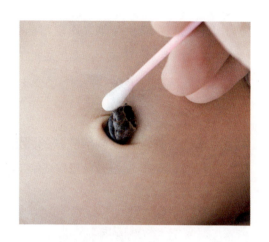

保持脐带残端干爽

脐带残端因为新的肉芽组织还没有成熟，本身就比较潮湿，如果再沾水，就很难愈合了，所以一定要保持干爽。如果发现宝宝的脐带残端沾上水或者尿液，要用棉布清理干净，然后用医用酒精消毒，特别是给宝宝洗澡后要格外留心。

清理水渍或者擦酒精的时候要注意，需要抓着结扎脐带的线将脐带完全提起来，露出根部，将根部水揩干净，然后用酒精绕着根部擦拭一圈。这里潮湿是脐带脱落延迟和感染的根本原因。另外，注意清理的时候动作要轻，以免擦破皮肤。

多观察脐部是否有异常

脐带脱落后，脐窝里可能会渗出白色黏液，这是正常的，是新生的肉芽产生的液体，用棉布或者纱布清理干净，再用酒精擦擦就可以了。需要注意的是以下一些情形：

宝宝出生24小时内，脐部稍有出血是正常的，如果出血较多，包扎的纱布都被染红了，说明包扎太松了，要报告医生重新包扎。

脐窝出现一些红肿的肉芽组织，渗出液体呈黄色并伴有恶臭味，说明脐带已经感染，需要及时就医。

脐带脱落后，如果脐窝出现鲜红的黏膜，并有液体往外流出，这是脐肠瘘，是发育不良导致的问题，需要及时就医。否则流出的液体刺激宝宝的皮肤，容易引起糜烂。

如果脐窝部位出现了红色的疹子或者糜烂症状，需要看医生，这种情况出现感染的概率要更高一些。

臀部 保证臀部的清洁和干爽很重要

尿便残留对皮肤的刺激是比较大的，如果平时清理不及时或者不够彻底，大人擦拭时又比较用力，包尿布（或穿纸尿裤）的时间比较长或者尿布（或纸尿裤）的质量不过关，宝宝臀部的皮肤就特别容易受损、感染，患上尿布疹，俗称"红屁股"。

预防尿布疹首先要保证臀部皮肤的清洁和干爽

预防"红屁股"最有效的措施是保证宝宝臀部皮肤的清洁和干爽。

宝宝排尿、排便后，要及时清理，要用清水把宝宝的臀部皮肤洗干净，并且要等臀部皮肤彻底晾干之后才能再次包上尿布或纸尿裤。

尿布湿了就要换，一定要洗干净，多漂洗几遍，以免尿布上的洗涤剂、消毒剂残留，导致感染。

纸尿裤要选质量上乘的，如果宝宝实在适应不了纸尿裤，特别是在夏天，尽量多用尿布，并尽量保持宝宝臀部皮肤的干爽。

如果宝宝的臀部皮肤已经有些发红，可以在臀部晾干后给他抹上些护臀霜，护臀霜可以隔离尿便，减少臀部皮肤受到的刺激。

清理尿便以及清洗宝宝臀部的时候，要用柔软的纸巾或者毛巾，力度不要太大，宝宝皮肤幼嫩，如果本身已经有点发红，很容易擦破皮，感染可能就不可避免了。

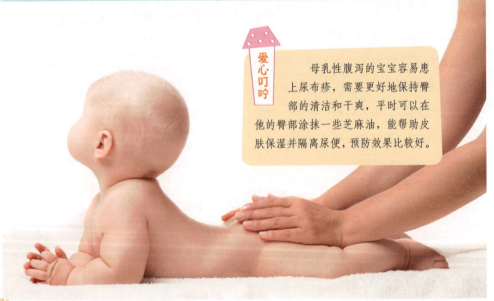

爱心叮咛

母乳性腹泻的宝宝容易患上尿布疹，需要更好地保持臀部的清洁和干爽，平时可以在他的臀部涂抹一些芝麻油，能帮助皮肤保湿并隔离尿便，预防效果比较好。

发生尿布疹之后的护理，干爽仍然是第一要求

如果宝宝已经患上尿布疹，更要注意保持臀部干爽，症状轻微的时候尽量大部分时间（比如整个白天）都让臀部暴露在空气中，也可以光屁股晒晒太阳，能促使皮肤快速恢复。如果症状比较严重，建议清洗完臀部后，用吹风筒把臀部吹干，然后烤灯，以保持局部持续干燥。烤灯就用普通的 40 瓦的白炽灯，每天烤2 次，每次 10~15 分钟，效果特别好。如果皮肤没有破溃，可以在烤完灯后涂上护臀霜。

另外，如果用的纸尿裤不太适合，最好更换一种有口碑的产品。

爱心叮咛

注意烤灯的时候要预防烫伤，皮肤表面不要涂抹任何油脂或者含油脂的药膏，以免油脂吸热造成局部高温。同时在烤的过程中，家长要时不时把手放到宝宝臀部皮肤上试试温度是否过高。

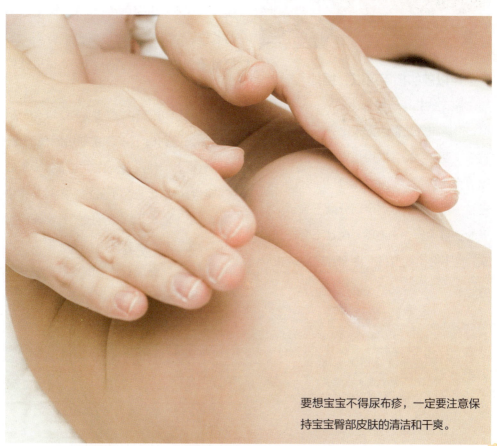

要想宝宝不得尿布疹，一定要注意保持宝宝臀部皮肤的清洁和干爽。

指甲　剪的时候注意安全

　　宝宝的指甲长得很快，1周大概能长0.7厘米，如果不剪，太长的指甲容易藏污纳垢，宝宝把拳头放到嘴里吸吮的时候，很不卫生。另外，宝宝长到两三个月之后就会反复用手去摸脸，力度把握不好，长指甲会挠伤脸，还可能引起感染。最好两三天就给他剪一次指甲。

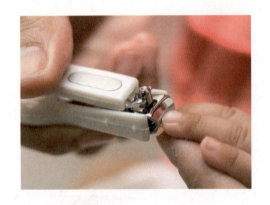

6个月以前的指甲可以"撕掉"

　　宝宝的指甲一般都比较软，6个月以前，用撕和剪结合的方式比完全用剪的更省事、更安全。可以用指甲刀在指甲的一侧剪个小口子，用手揪住剪开的这一头，轻轻一用力，就把剩余部分撕下来了。留下的茬口柔软、无毛刺，而且不会伤到皮肤，也不会出现剪得太深而导致甲沟炎的问题。

爱心叮咛

　　指甲旁边如果有肉刺，可用指甲剪从根部剪下，不要强行揪扯，以免伤及周围皮肤。

指甲不要剪得太深

　　6个月以后，宝宝的指甲逐渐变得比较硬了，撕不下去了，就必须剪了。建议买把宝宝专用的指甲剪，前面有护套，可以避免剪得太深，伤到皮肤。剪的时候，可先剪指甲中间的部分，确定留下的长度，然后再把两边剪去。剪完之后把留下的两个尖角磨平，一个指甲就剪完了。

　　剪指甲切记不能剪得太深，以免剪到肉。如果剪到肉了，要立刻用酒精消毒，避免感染。即使没剪到肉，宝宝指甲下的皮肤时时被摩擦也会不舒服。尤其是指甲两侧的角不能剪太深，不然新长出来的指甲因为比较尖，会扎到肉里去，形成"嵌甲"，"嵌甲"继续长，周围皮肤会被刺激以致发炎、化脓，形成甲沟炎。

　　如果出现了甲沟炎，可以用消毒过的针将脓包挑开，挤出脓液，然后用酒精擦拭消毒，几天后会痊愈。

皮肤 护肤品的使用原则

宝宝皮肤娇嫩，护理的重点是减少刺激。护肤品能不用则不用，用也应该遵守简单、少刺激的原则。

不要频繁使用洗浴用品

给宝宝洗澡、洗脸，多数时候都可以只用清水，沐浴露1周用一两次就好，不要频繁使用。平时宝宝的皮肤会分泌一层油脂，能起到保护作用，如果频繁使用沐浴露，这层油脂会被严重破坏，宝宝的皮肤就会变得干燥、敏感。

护肤品尽量少用

润肤霜或润肤露的使用要看情况，如果宝宝的皮肤湿润、柔软，就没必要用。一般来说，宝宝3个月前皮肤都很柔润，很少有干燥的时候，没必要用护肤品，只有秋冬季节，皮肤干燥时才用。

现在市面上专门给宝宝用的护肤品还是很多的，可选择的余地比较大，可以选一种口碑好的。建议正式用之前擦一点

在宝宝耳朵后，观察有无过敏。如果没有红肿、皮疹出现再使用。

另外，如果宝宝用一种护肤品没有什么异常，就不要频繁更换其他护肤品。以免皮肤受过大的刺激，诱发过敏。

要慎用爽身粉

现在更倾向于不给宝宝用爽身粉，这些粉质很容易被宝宝吸入肺中，给女宝宝用还容易使爽身粉进入生殖系统，留下健康隐患。

如果一定要用爽身粉，建议涂抹薄薄一层即可，千万不要大量铺洒，尤其是皮肤褶皱处，更不能大量使用。家长可能觉得扑得厚一点，可以吸收更多水分。事实上，爽身粉吸收大量水汽后，很难快速变干，反而增加了黏度和摩擦力，使得褶皱处的皮肤更容易糜烂、破损。

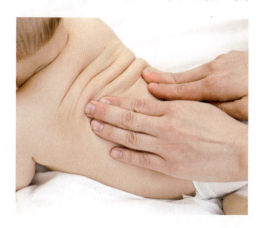

爱心叮咛

国家食品药品监督管理局发布的《儿童化妆品申报与审评指南》中明确禁止给12周岁以下的宝宝使用的护肤品里添加美白成分。

用奶水洗脸时要谨慎

之前有个宝宝脸上长了湿疹来看医生，宝宝的姥姥坚持认为用奶水洗脸可给脸部消炎，治好湿疹，宝宝妈妈认为就是用奶水洗脸才出现了湿疹。其实，母乳富有营养，把营养物质涂在脸上是把双刃剑，一方面可以滋润皮肤，但另一方面也可以滋生细菌。如果宝宝长湿疹，还用奶水洗脸，问题就严重了。如果宝宝脸部皮肤完整、健康，也可以用奶水洗洗脸，起到滋润作用，但是奶水洗完之后要用清水冲洗干净，避免残留奶液滋生细菌。

不要给宝宝用成人护肤品、化妆品

有一次，诊室来了一个宝宝，双颊出现了大片红疹子，明显是过敏了。据妈妈说是因为她敷完的面膜被宝宝捡起来盖到自己脸上了，尽管及时取下来了，但是宝宝还是过敏了。

成人的护肤品里有大量添加剂，比如香精、着色剂、防腐剂、表面活性剂等，宝宝用了，很容易过敏。而且有的护肤品里含有激素，如果长期给宝宝用，可能会导致性早熟。因此妈妈们一定要注意绝对不能主动给宝宝用自己的化妆品。

当宝宝对妈妈的护肤品感兴趣的时候，要明确告诉他，这是大人用的，宝宝不能用。然后还要留心，要把所有护肤品放在高处，或者锁起来，以防宝宝悄悄涂抹。

另外，妈妈化浓妆的时候最好不要让宝宝亲吻自己的脸，自己也别去亲宝宝，特别是嘴，以免宝宝把化妆品吃到肚子里去。

防晒尽量用物理方法

防晒霜能不用最好不用，要用就用防晒指数小于 SPF15 的。防晒指数越大，对皮肤刺激越严重。给宝宝防晒最好多用戴帽子、打伞、打开婴儿车车篷等物理方法。

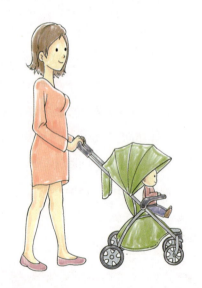

爱心叮咛

如果皮肤上有破溃、小裂口等，则不应该给宝宝再用护肤品，护肤品与血液直接接触，可能会引起感染等意料不到的问题。

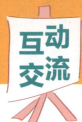

我对母子情感关系的理解

宝宝出生时是一张白纸，将来会变成什么样子、会有什么样的性格、会是什么样的脾气，都跟妈妈脱不了干系。妈妈对宝宝的影响是润物细无声的，是在生活中对宝宝一点一滴的照顾中形成的。因此，妈妈在和宝宝的相处过程中，每个细节都需要重视。在宝宝婴儿时期甚至新生儿时期，妈妈最重要的事是做到让宝宝信任自己，这是母子情感纽带建立的关键。

妈妈给宝宝安全感，宝宝信任妈妈

妈妈怎样才能给宝宝安全感，让他对自己产生信任呢？特别简单，就是满足他各方面的需求。宝宝没有任何自理能力，所有的生活都需要别人为他打理，那个能为他解决一切问题的人自然就是他最信任的人了。所以，要想取得宝宝的信任，就是饿了给他吃的，渴了给他喝的，尿了、拉了给他清洗、换尿布，困了哄他睡觉，无聊了陪他玩耍等，只要都做到了或者大部分做到了，宝宝就觉得自己很安全，就信任妈妈了。

要做好这些事，妈妈首先要学会识别宝宝的需求，这点对初为人母的妈妈来说比较困难，即使是当医生的妈妈初时也有些手足无措，因为宝宝的需求大多是通过啼哭表示的，要一下子掌握真的是太难

了。不过，宝宝的要求毕竟简单，就那么几样，只要用心，很快就能总结出宝宝表达各种需求时的表现了。

主动增加和宝宝相处的时间

照顾宝宝吃喝拉撒睡，可能会让妈妈特别累，尽管如此也要多抽出点时间与宝宝相处，因为宝宝除了有生理需求，还有情感需求。所以妈妈不要总想着赶快帮宝宝弄完，好做自己的事，而是要主动多找些时间与宝宝相处。如果实在没有空余时间，自己要忙别的事，也可以把宝宝放在能看到自己的地方，做一会儿事跟宝宝说几句话或者逗他笑一笑，摸摸他的手、脸等，让宝宝了解妈妈始终在关注他，他不是独自一个人，他就会很满足了，安全感就很容易建立起来了。

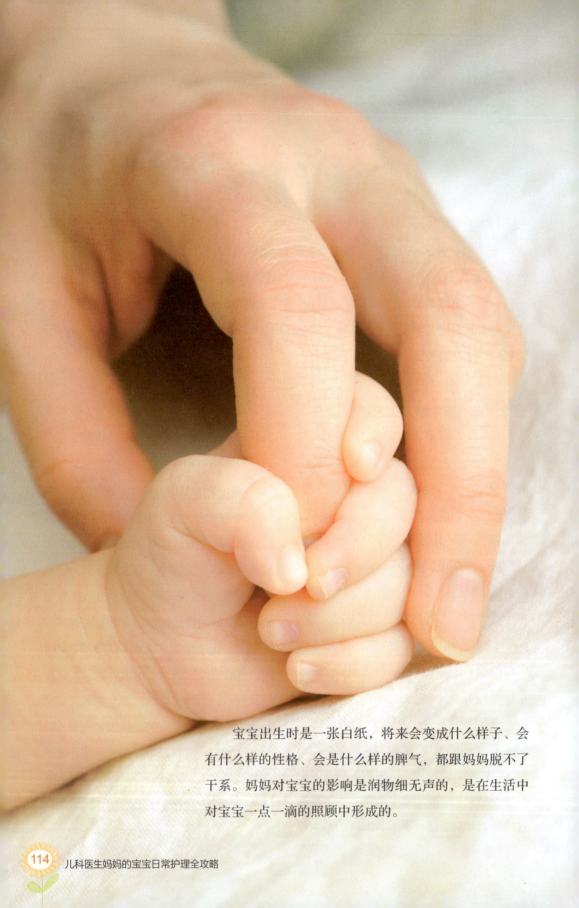

宝宝出生时是一张白纸，将来会变成什么样子、会有什么样的性格、会是什么样的脾气，都跟妈妈脱不了干系。妈妈对宝宝的影响是润物细无声的，是在生活中对宝宝一点一滴的照顾中形成的。

宝宝不能完全交由他人代为抚养

现在一大部分宝宝是爷爷奶奶在带，少部分是妈妈亲自带，还有一部分是保姆在带。爷爷奶奶带着的有一部分是跟爸爸妈妈住在一起的，在爸爸妈妈下班后，宝宝可以跟爸爸妈妈待一会儿；还有一部分是跟爸爸妈妈分开的，也就是我们平常说的留守儿童。任何一种情况宝宝都能长大，但其心理、智力和性格发育是不同的。妈妈亲自带的最好，爷爷奶奶带着和爸爸妈妈住在一起的，或者由保姆带着和爸爸妈妈住在一起的居中。

宝宝完全交由老人或者保姆带不利于亲子关系的发展、稳固

妈妈和宝宝由于有10个月的同呼吸、共命运的时间，彼此心理上比旁人更加亲密，所以只有妈妈更能了解宝宝的需要，更能察觉到宝宝的异常或者面临的危险，这是包括父亲在内的其他抚养人如爷爷奶奶或者保姆无法达到的境界。在细心周到地照顾宝宝的过程中，宝宝对妈妈的依恋逐渐加深，最终形成亲密、稳固的亲子关系。这样的亲子关系使宝宝拥有充足的安全感，对他将来形成良好的性格有不可估量的好处。

如果把宝宝完全交由爷爷奶奶或者保姆等人抚养，母子之间的亲子纽带就会逐渐弱化，甚至完全消失。这时，想要重新建立起亲密的亲子关系就需要费很大的力气了。我有位同事，把宝宝放在老家养，把他接回身边的时候，都十来岁了。现在，同事最大的苦恼就是宝宝跟爸爸妈妈特别生疏，性格也很偏执、孤僻，这让同事悔不当初。

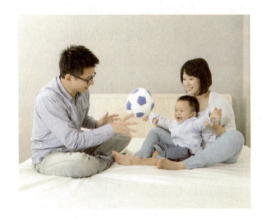

最好是请人帮忙，而不是完全代养

我们现在的社会环境的确不允许所有的妈妈都亲自带宝宝，既然如此不妨请人来家里带宝宝，比如请个保姆或者把爷爷、奶奶、姥姥、姥爷等请到家里来帮忙带宝宝，这样自己也可以每天见到宝宝，不至于生疏。

爱心叮咛

不管多忙，爸爸妈妈最好能每天都抽出一定的时间，最少10分钟，陪宝宝嬉戏、聊天、做游戏等，加固自己在宝宝心中的地位。

多抱抱宝宝，增进亲子感情

我的宝宝出生后，我只要有空就喜欢抱抱他，奶奶跟我说宝宝不能总抱着，会惯坏的，以后就总要抱着了，一会儿都不愿意自己躺着。这种说法有一定的道理，不过并不全对。因为我发现我的宝宝有时候抱的时间稍长一点，还不愿意呢，打挺哭闹，只要放到床上，立刻就安静了。

我总结了一下，这里面应该也是有个"度"的问题。正确的做法应该是抱的频率高一些，每次抱的持续时间短一些，也就是宝宝躺一会儿，抱起来玩一会儿。这样宝宝既能体会到抱着的好处，也能体会到躺着的好处，就不会只要求抱着了。只喜欢抱着的坏毛病是不会因此惯出来的。我的做法是宝宝醒着的时候隔一个小时、半个小时抱起来一会儿，大约10分钟、20分钟后再放回床上去。

拥抱可让宝宝获得安全感、满足感

每个人都喜欢被爱的人拥抱，宝宝更不例外。宝宝从一个温暖的、被全面覆盖、包围的环境里来到世上，这个世界对宝宝来说太大、太空荡了，所以他比任何人都需要一个怀抱，尤其是妈妈的。这时候只有紧紧的拥抱能给他一点类似于子宫里的感觉，所以当妈妈把宝宝抱在怀里，宝宝感受到妈妈的体温、心跳、来自皮肤的触觉，宝宝会感觉安心和满足。这种生命之初感受到的安心和满足对宝宝日后养成乐观、开朗、健康的性格会产生巨大的影响，所以妈妈只要有空就要多抱抱宝宝。

有种宝宝是高要求儿，需要多抱

有种宝宝就是喜欢哭闹，我们把他们叫做高要求儿，身体没有什么疾病或不适，但就是无论白天还是黑夜，都频繁哭闹，需要妈妈时时刻刻守着他、抱着他。对这类宝宝妈妈需要多付出些耐心。妈妈照顾得好，宝宝安全感建立得足够好了，这种高要求的状态会好一点。

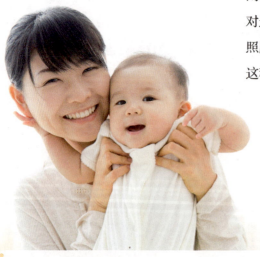

爱心叮咛

宝宝哭的时候，如果抱起来哭得更厉害了，就应该马上放下他，这说明抱起来让他更不舒服。比如宝宝吃得过饱的时候哭，抱起来因为胃部受压加大就会哭得更厉害。

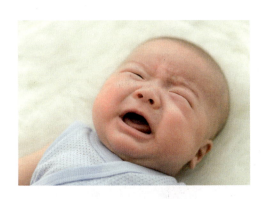

哭不抱，不哭才抱可能会伤害宝宝的感情

门诊案例

我的一位朋友，坐月子的时候我去看她，宝宝哭的时候她坚决不管。细问之下，得知朋友看到一个网上的帖子，说宝宝哭的时候不抱，不哭才抱，会让宝宝明白自己不哭才是受欢迎的，这样有助于宝宝形成乐观、不爱哭的好性格，所以朋友就要这样做了。乍听上去似乎很对，但是后续的效果并不尽如人意，她的宝宝并没有变得不爱哭，反而是我见过的少有的一个爱哭的宝宝。

我的宝宝从小没少抱，反而并不怎么哭，楼下的邻居每次见到我都会说你家宝宝不哭哈，就像没有宝宝似的。这样一对比，引起了我的思考。

宝宝有需求很正常，并且宝宝有表达需求的权利以及需求被满足的资格，他通过哭要求抱，这是天经地义的，合理的。做妈妈的如果仅凭着大人的优势，在他要求抱的时候坚决不抱，显然是以大欺小。长此以往，很可能产生一些不良的后果。

宝宝的需求长时间得不到满足，这是不是会让他逐渐失去表达的欲望，这对他与人交流能力的培养是不是会有一些不良影响？这是我们必须思考的。

长期不表达自己的欲望，宝宝的性格是不是会变得孤僻？我认为这很有可能。

宝宝哭的时候得不到妈妈的关注，他对妈妈的信任恐怕很难培养起来。没有信任就没有依恋，以后他会习惯有什么需求去跟妈妈说吗？恐怕很难。这样的亲子关系对宝宝的健康成长显然是不利的。

我们在最需要的时候得到的东西最让我们开心，在我们已经不抱希望的时候才获得，这个东西对我们来说往往就索然无味了，满足感会降低好几个层次。对宝宝来说，我想也是如此的，这样宝宝获得的成就感、满足感会越来越少，也不是好事。

综上所述，我不赞同宝宝哭了，坚决不抱这种做法。

妈妈喂奶时要和宝宝有眼神交流

喂奶时，妈妈把宝宝抱在怀里，能同时满足宝宝的情感需求和生理需求，宝宝在这时候得到的满足感是无与伦比的。如果进行恰当的眼神交流，就更好了。

母乳喂养时别心不在焉

喂一次母乳大概需要半个小时的时间，有的妈妈会边喂奶边看电视或玩手机，这种做法其实不太好。宝宝吃奶的时候其实热切地想得到妈妈的关注。宝宝大一点的时候，妈妈也会发现自己偶然间看一眼吃奶的宝宝，宝宝会马上抓住机会对妈妈笑一笑，可以看出他多么盼望妈妈看向自己。所以建议妈妈们在喂奶的时候其他什么事都别做了，就看着宝宝吃奶，对他微笑，用眼神鼓励他，这样宝宝会吃得又快又多。

配方奶喂养也要用喂母乳的姿势喂奶

客观来讲，配方奶喂养的宝宝跟妈妈身体接触的亲密程度不如母乳喂养的，亲子关系也不像母乳喂养的宝宝和妈妈那么密切，要多创造机会跟宝宝亲密接触，喂奶就是个好机会，尽量用和喂母乳一样的姿势给宝宝喂配方奶粉，一只手把宝宝抱在怀里，让他靠在自己胸前，然后用另一只手持奶瓶喂他。这样喂奶的时候，妈妈稍微侧头，眼睛也能和宝宝的眼睛正对上，看到妈妈看着他，宝宝心情会更愉快。

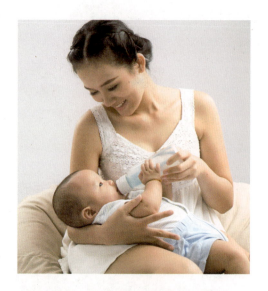

眼神交流注意不要打扰宝宝吃奶

宝宝大一点在吃奶的时候就会对妈妈的表现给出很大的反应了，往往超出想象，有时候直接就松开不吃了，变成专注和妈妈玩耍，还要引导好大一会儿才会再吃，这样因为交流打断吃奶就不对了。所以妈妈跟宝宝眼神交流的时候，注意控制，不要逗他、不要晃他，以免引起宝宝太大的反应，一般只需要用坚定、温暖的眼神，微笑地看着他吃就行。不好好吃的时候，轻声告诉他快点吃。

爱心叮咛

用奶瓶给宝宝喂奶的时候，不要简单托着瓶底举高，这种姿势下，宝宝唇舌得用力含着奶嘴，以防掉落。比较好的姿势是家长用大拇指和食指握住奶瓶颈部，其他手指托着宝宝下巴，形成一个固定的位置。

多跟宝宝说话好处多

多跟宝宝说话，最直接的好处是可以刺激他语言能力的发展，还有一点好处就是可以增进亲子之间的感情。父母经常跟宝宝说话，宝宝能感受到其中浓浓的感情，从而对父母产生无条件信任。父母将平等的亲子聊天这种习惯培养出来之后，宝宝将来有什么事都愿意跟父母讲，以后形成怪异性格，变成问题儿童、少年的概率要低很多。这样，亲子和谐相处也更容易实现。

把宝宝当大人一样交流日常生活

从宝宝出生起，家长就可以跟他说话了，如果实在不知道怎么说，就把他当大人，生活里的一切事都可以跟他说，与他关系密切的内容更要跟他说，比如宝宝醒来，可以问候他"宝宝醒了，睡得舒服吗""我是妈妈""这是爸爸"。要喂奶的时候，跟他说"妈妈给你喂奶。"要用奶瓶的时候就跟他说"奶瓶""这是你的奶瓶""用奶瓶喝水"等，什么内容都可以说。

跟宝宝说话的时候，要时不时停顿一下，给宝宝机会学习，如果他的嘴巴也跟着蠕动了，像在说话一样，这就是他在模仿发音。宝宝有时候会自发地咿咿呀呀发声，这时候父母要多跟他应和，能让他更起劲地发声。

不要一言不发地满足宝宝一切要求

父母对宝宝非常了解，可能看一眼就知道宝宝有什么要求，建议不要立刻就去做，可以先跟宝宝用语言沟通一下，比如宝宝饿了，眼睛看着奶瓶，虽然明白他是要吃奶，但不必马上去冲奶喂给他，而是问他："宝宝饿了？""宝宝想吃奶了？""妈妈给你喂奶。"让宝宝把语言和行为联系起来，激发他用语言表达需求的潜能。如果总是一言不发，尽管要求得到了满足，宝宝也会感觉不到被关注和爱。

爱心叮咛

跟宝宝说话的其中一个目的就是让他学习，初时宝宝的记忆能力、学习能力都较低，所以跟他说话的内容要简短、多重复。

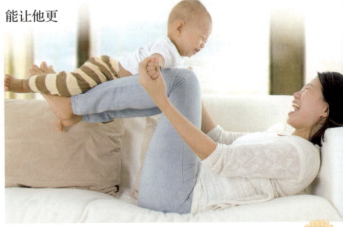

主动发现宝宝的需求

之前我们说过，学会了解宝宝的需求不是一件容易的事，因为他的很多需求都是用啼哭表达的，一时半会儿很难掌握，需要慢慢积累经验。妈妈可以参考以下内容，以便能更快地掌握这门技能。

宝宝要吃、要喝的表现

宝宝饿了的时候会哭，但是不要宝宝一哭就喂奶，否则很容易喂过量，导致宝宝消化不良。宝宝哭的时候要先看看是不是差不多到喂奶的时间了，然后用手指碰碰他的嘴角，看他是否会转头去找手指，即嘴巴张开，做出一副急急忙忙寻找食物的样子。如果是这个样子，那就可以喂奶了。只要喂奶了，宝宝的哭声就会戛然而止。

宝宝口渴的时候也会哭，同时会用舌头舔嘴角，而且嘴唇有些干，这就要喂水了。

宝宝要尿了、便了的表现

敏感的宝宝两三个月的时候，从脸上表情就能看出来是不是要排便了。要尿的时候有可能是本来好好的，突然扭动几下身子，然后就尿了；有的时候本来玩得挺好，突然就静下来，很快就尿了。如果突然间脸涨红了，连眉毛都红了，这就是要大便了。发现这些信号的时候，可以给宝宝把把便，如果不打算把便，那在宝宝排完之后要及时清理，别让他感到不适。

宝宝要睡觉的表现

宝宝困了，还是比较容易看出来的，明显地反应迟钝了，眼睛没有聚焦点，呆呆的，眼皮沉重，打哈欠，用手揉眼睛，对大人的逗笑爱答不理，这时候就不要再逗了，应该尽快让宝宝回到床上睡觉去。如果困了不能及时睡觉，宝宝很快就会哭闹甚至尖叫，哭闹程度是比较剧烈的。

宝宝需要陪伴的表现

宝宝吃饱喝足，没便没尿的时候，一般表情会很愉快，会自己吮吮拳头、吐吐泡泡，手舞足蹈玩一会儿，这时候就可以不用管他，让他独处一会儿。过一会儿，宝宝可能就不愿意自己待着了，开始瘪嘴大哭，眼睛跟着妈妈移动，此时抱起来可能马上就不哭了，一放下就又哭了，这就可以抱一会儿，到处走走、看看，然后再放回去，跟他说说话，抚摸抚摸他，宝宝很快就安静了。

宝宝哭闹，妈妈们应该各有一套哄乖的办法

宝宝哭闹是免不了的，有的妈妈很快就能让宝宝转涕为笑，有的妈妈则很难哄好。曾经有一个妈妈带着宝宝来就诊，宝宝哭得不行，结果小姨接过去没多久，宝宝就不哭了。小姨是怎么做的呢？小姨抱着宝宝到墙边去，用很惊奇的声音指着一片脏污说："哎呀，这是个什么呀？好像一只乌龟哎。"宝宝聚精会神地看着小姨比划，忘记哭了。而反观妈妈则只会叫着"宝宝别哭了，别哭了，再哭打你了"等。

哄哭闹的宝宝最好的方法就是转移注意力

由那位哄宝宝的小姨我想到，宝宝哭闹时最好的哄乖方法就是转移注意力，帮他从懊恼、烦躁等负面情绪中解脱出来，他很快就会忘记那些不愉快的情绪了，转而高兴起来。宝宝在年幼时的好奇心、探索兴趣比长大后的任何时期都高涨，所以转移注意力的效果比任何办法都好。

我后来带我的宝宝时，只要他哭闹，就找些他感兴趣的东西吸引他，很快就好了。宝宝习惯了找有趣的事物缓解情绪，将来也更容易从坏情绪中解脱出来，对控制自己情绪是有好处的。

每位妈妈都应有一套自己哄哭的办法

有心的妈妈都会有一套自己的办法对付哭闹的宝宝，妈妈们要自己去找方法。我认识的有位妈妈善于装哭，宝宝哭的时候，她也哭，只要她一哭，宝宝就不哭了，然后玩捉迷藏就开心了。还有一位妈妈是给宝宝做体操，只要宝宝哭就帮他做体操，伸伸胳膊、踢踢腿，很快就能止哭，屡试不爽。

就我自己的经验，哄宝宝，越夸张、越疯癫，越能吸引宝宝的注意力，越能让他快速停止哭闹。所以宝宝哭闹的时候，妈妈们就不要端大人的架子了，跟他玩起来就行。

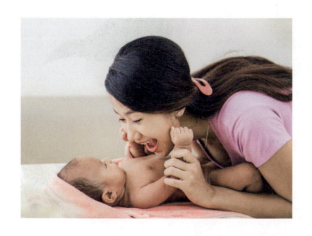

爱心叮咛

不要用"再哭就不要你了""再哭就打你了"这样的话吓唬宝宝，宝宝分不清真话、假话，会把妈妈说的话一律当真话，这样一来就以为自己真的要被抛弃了、要被打了，会更害怕，反而会哭得更厉害。

黏人程度与亲子关系有关

很多妈妈都反感宝宝黏人，其实宝宝黏人不完全是坏事。宝宝黏妈妈，说明他对妈妈有依恋，黏人是宝宝寻找安全感的一种表现方式。如果宝宝一点都不依恋妈妈，那才是大事不好了。

适度黏妈妈表示亲子关系建立得好

妈妈回来了宝宝很高兴，手舞足蹈要妈妈抱抱；妈妈离开的时候，宝宝不愿意，哭着要妈妈；但当妈妈走远了，又能很快地从离别的悲伤情绪里走出来，跟别人很好地相处了，这就是适度地黏人。这说明亲子关系建立得好，宝宝希望跟妈妈在一起，但是当明白没办法在一起的时候，也就是妈妈已经走远了的时候，也能信任身边的人，跟身边的人好好相处，这样的宝宝的安全感是充足的。这对宝宝将来跟别人建立良好、健康的关系是有利的。

过度黏妈妈表示宝宝很没有安全感

如果妈妈回来了，宝宝没有马上高兴起来，而是比较抗拒妈妈，要过很久才能跟妈妈热络起来；但当妈妈走的时候又特别不愿意；妈妈走很久了，仍然不能跟别人玩，这就是有点依恋过度了。过度地黏妈妈说明亲子关系不太稳固，宝宝对这种关系持一种将信将疑的态度。适度黏妈妈的宝宝心里知道妈妈一定还会再回来的，过度黏妈妈的宝宝则会担心妈妈不会回来了。

不黏妈妈表示亲子关系差

不黏妈妈的宝宝，妈妈来了他无所谓，妈妈走了他也无所谓。当然不黏妈妈的宝宝也许黏别人，比如姥姥、奶奶等，但是从别人处建立起来的安全感和从妈妈身上建立起来的安全感是无法相提并论的。宝宝心里缺失妈妈的关爱的话，对他的性格是没好处的。

亲子关系差，妈妈一定要多抽时间陪宝宝

如果宝宝表现出不黏妈妈或者过度黏妈妈，妈妈就一定要多抽时间陪宝宝了，要让自己成为宝宝世界里最重要的人。只要宝宝能肯定妈妈是爱我的，不会抛弃我，暂时离开一定还是会回来的，他就不会不黏或者过度黏妈妈了。

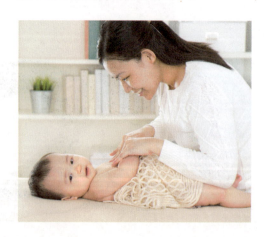

和宝宝玩耍是件快乐的事情

很多妈妈热衷于搜寻各种早教新方法、报早教班，其实家长们都忘了，最好的早教方式是和宝宝玩耍，玩各种游戏。和宝宝玩耍除了能让宝宝获得知识外，更重要的是能建立良好的亲子关系。

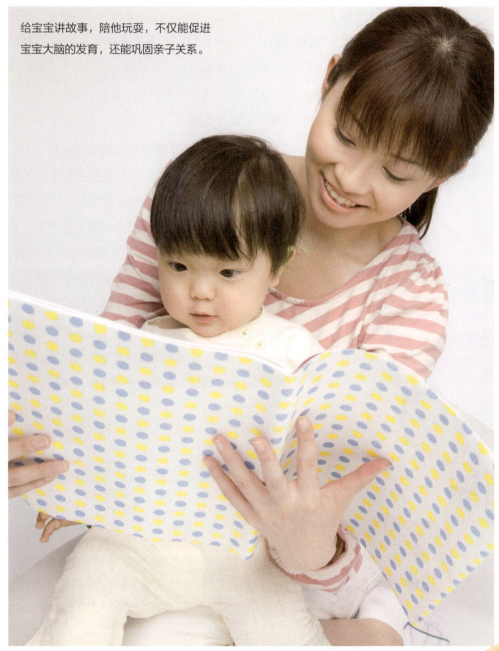

给宝宝讲故事，陪他玩耍，不仅能促进宝宝大脑的发育，还能巩固亲子关系。

和宝宝玩耍意义很大

和宝宝玩耍可以让宝宝获得多方位的信息，这些信息都会刺激宝宝大脑发育，对他的智商开发很有益。在我来看，玩耍对宝宝更大的好处在于能使他获得愉快的体验，为他形成开朗、乐观的好性格奠定基础。对大人来说和宝宝玩耍最大的意义在于可以获得宝宝更多的依恋、信任，让亲子关系更稳固、更健康。家长应该可以理解这一点，我们平时也是跟谁玩得多，心里就会想着谁多一些，宝宝更是如此。你陪他玩，他就信赖你。

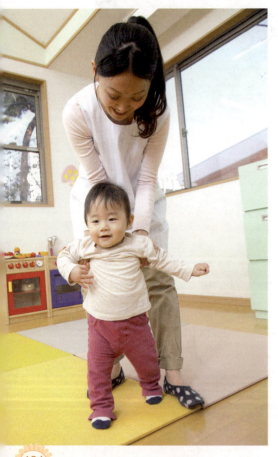

陪宝宝不是只陪着，要投入其中

经常看到一些家长带宝宝玩时自己在一边看手机，头都不抬一下，宝宝很快就不想玩了。这样的陪伴其实没有多大意义，宝宝并不能从中感受到自己被关注、被爱。所以，陪伴要有互动的过程，不是我跟你待在一起就是陪伴了。也不要宝宝来打扰一下就嫌烦，否则会让宝宝很受伤。宝宝长大一些，难免不对自己的父母有所抱怨。

陪宝宝玩要掌握宝宝的兴趣点

只有激发宝宝的兴趣，宝宝投入其中，才能感受到玩耍的魅力和大人的好意。所以和宝宝玩时要把握宝宝的敏感期，弄明白各个时期的宝宝最感兴趣的是什么。宝宝一般对各种声音、鲜艳色彩、消失又出现的东西都特别感兴趣，可以多和他玩捉迷藏的游戏，把东西当着他的面遮盖起来，让他找，也可以多学学动物叫，这些简单的行为就能让宝宝特别高兴。

爱心叮咛

和宝宝玩耍的的内容可多重复、慢更新，让宝宝充分熟悉，对提升宝宝的记忆能力、理解能力都有好处。

儿科医生眼里的宝宝抚触

婴儿抚触最初是一种医疗手段，并不是家庭护理的内容，但是因为简单、易操作、效果好，逐渐在家庭护理中流行开来。经常给宝宝做抚触，可以改善睡眠、促进生长、协调感情，而且还可以满足宝宝皮肤的饥渴感，促进亲子关系良好地发展。

提前学学抚触手法

抚触手法很简单，一般妇幼保健院都有这样的课程，妈妈们学学就会，基本的手法包括以下几种。

耳朵抚触

拇指和食指相对轻地捏住耳朵，边向下拉扯，边揉捏，直到耳垂。

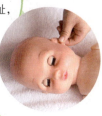

腿部抚触

腿部抚触的手法跟手臂抚触的一样，手呈环状挤捏，从大腿根部到脚腕，然后轻轻揉捏大腿后侧肌肉。

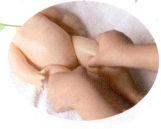

面颊抚触

面颊抚触有两种手法，一是用双手拇指指腹从额头轻轻向外平推至太阳穴；二是用双手拇指指腹从下巴处向耳朵的方向轻轻推压，推到耳垂处停止。

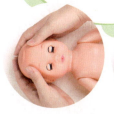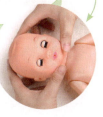

脚掌抚触

有两种手法，一种是用一只手握住宝宝脚后跟，另一只手的拇指指腹从脚尖抚摸到脚底，再轻揉脚底；另一种是一只手握住宝宝小腿，另一只手握住宝宝脚心，顺时针和逆时针轻轻转动，活动脚腕。

手臂抚触

手呈环状握住宝宝的手臂，轻轻挤捏，边挤捏边移动，一直到手腕，然后提着宝宝的手腕让他的手臂伸展。另外也可以用双手夹住宝宝的手臂从上至下轻轻滚搓。

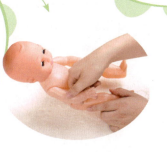

胸部抚触

右手从右侧肋缘滑向右肩,左手从左侧肋缘滑向左肩。然后从左侧胸部下方滑动到右肩,从右侧胸部下方滑动到左肩,在胸部划"X"。

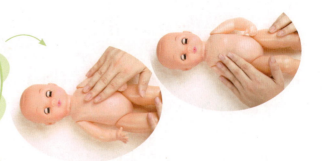

腹部抚触

腹部抚触也有两种手法,任选一种就可以了。一种是用手掌顺时针打圈按摩腹部;另一种是手掌从腹部左侧向腹部右侧滑动,划一个倒着的"U"形。

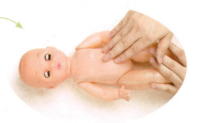

背部抚触

把手放在颈部缓缓向下滑动,边滑动边用指腹按揉脊柱两边的肌肉,然后再从中央往两边抚触,从颈椎做到尾椎。

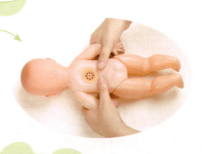

手部抚触

一只手握住宝宝的手臂,另一只手握住他的手掌,顺时针活动两下他的手腕,再逆时针活动两下,然后一只手打开宝宝的手掌,另一只手大拇指从宝宝的掌心向宝宝的指腹运动,运动到指腹后打圈按摩一下指腹。

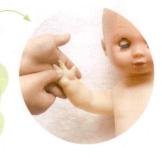

每个动作可以重复两三次,可在每个动作结束的位置稍微加压停顿一下,然后再结束动作。

做抚触时多跟宝宝交流

做抚触的过程中，要始终面带微笑，让宝宝感到从身体到心灵的彻底放松，同时要温柔地跟宝宝说话。说话的内容可以围绕着抚触进行。准备抚触的时候跟宝宝说："妈妈给你做抚触。"或者简单说："做抚触了！"做的过程中，做到哪个部位都要告诉他名称，比如做到手臂时，可以告诉他"手臂"；也可以说手法，比如"挤一挤，捏一捏。"做完后问问宝宝："舒服吗？"宝宝一定会微笑地看着妈妈。亲子感情就是这样逐渐建立起来的。

爱心叮咛

在做抚触的过程中，要多关注宝宝的状态。如果哭闹不安，不要强行进行下去，要马上停止，安抚宝宝。

做抚触时要注意的问题

做抚触很容易，但一些粗心的妈妈还是会伤到宝宝，在这里要提醒一下，以下几点要注意到。

室温要适合。做抚触的时候需要把宝宝的衣服脱掉，室温一般在 26℃ 左右最好。如果温度不能保证，要给宝宝盖上大毛巾被，妈妈的手在毛巾被底下操作。同时妈妈的手也要保证温暖，在抚触之前可以双手对搓一会儿以升温。

每次抚触时间不能太长，15 分钟就足够了。抚触也会消耗体能，时间太长宝宝会感到累。

抚触力度要适当，不能太用力。一般两三遍后，皮肤微微发红是比较适合的。另外，抚触时最好在手上倒一些润肤油搓开，这样可以减少手和宝宝皮肤的摩擦，减轻不适感。

宝宝刚吃完奶的时候不要做抚触，容易引起溢奶。比较适合的时间是沐浴和睡觉前后，这时候的宝宝心理状态最稳定。

另外，给宝宝做抚触的时候可以放些音乐，有利于稳定宝宝情绪。当然也可以自己唱首节奏舒缓的儿歌，更能让宝宝感到安心。

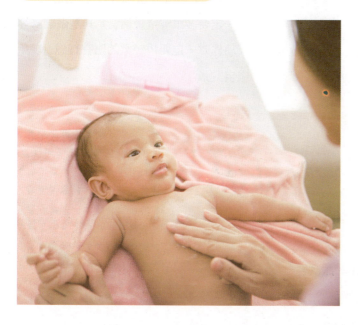

常做婴儿操可增进亲子感情

不管是什么活动，只要是亲子一起完成的，就能增进亲子感情，就有助于建立亲密的亲子关系。婴儿操也不例外，妈妈们可以从宝宝满月起就开始帮他做了。而且，很多研究已经证明宝宝的动作发育与智力发展有着密切的关系，做一做婴儿操有利无害。

婴儿操随着宝宝长大增加难度

6个月以内的宝宝适合做被动操，七八个月以后可以做婴儿操。

等过了2周岁以后，宝宝的模仿能力逐渐增强，可以带着他做模仿操。

做婴儿操的目的是要活动宝宝的关节和肌肉，所以上肢、下肢、胸部、腹背、体侧都要运动到，可以参考广播体操做。

对6个月以内的宝宝来说，被动操最适合，大人掌控着他的身体，活动上下肢和扩胸就可以了。

宝宝长到七八个月的时候，可以增加腰腹的运动，大人扶着宝宝做弯腰、跪、蹲和侧面拉伸等。

等过了2周岁，宝宝有一定的模仿能力了，让他模仿大人做操就可以了。

做婴儿操不能让宝宝不舒服

帮宝宝做体操一方面是为了让他的身体发育得更好，另一方面也是为了促进亲子感情，所以要让宝宝愉快、舒适，这是第一要务。

1 一定要做准备活动，先帮宝宝按摩一下放松全身肌肉，这样可以避免宝宝的肌肉被拉扯得不舒服甚至拉伤。

2 力度要掌握好，切忌手重，以免损伤宝宝的肌肉、关节、韧带等。最好伴着音乐有节奏、轻柔地进行。

3 宝宝身体不舒服或者疲劳、饥饿时不要做，以免宝宝闹脾气。做婴儿操期间一定要多跟宝宝说话，尤其是做翻身等大动作时一定要用轻柔的语言抚慰，以免宝宝紧张。

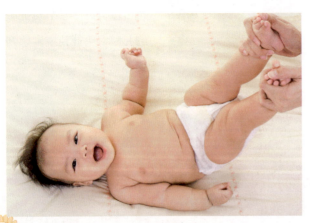

爱心叮咛

做婴儿操的难度和强度要慢慢增加，刚开始做几个简单的动作就可以了，以后慢慢增加新动作和增加一个动作重复的次数，让宝宝获得更大的锻炼。增加的前提是宝宝很愉快、很开心，如果不开心、哭闹，就要及时停止。

出行 家人是最好的安全督导员

带宝宝外出需要注意的几点

宝宝接受的外部刺激越多，大脑发育越好，视觉、听觉、触觉等神经发育也越完善，所以宝宝不应该整天待在家庭这片狭小的天地里，应该多到外面活动，看看外面的人、树木、花草、汽车，感受一下阳光和风等。

固定一个时间段出去

宝宝睡觉时间多，出去走走当然要选他睡醒之后。如果是夏天，上午9点到10点，天还没热起来，出去最合适，如果这个点宝宝正好在睡觉，上午10点到11点也可以，待在阴凉的地方就行。下午最好4点以后再出去，这时一天的热气慢慢退去了，是最舒服的时候，下午尽量别太早出去。如果宝宝醒来的比较晚，可以给宝宝稍微穿多一点出去。如果是冬天，上午11点左右和下午2点左右反而最舒服。宝宝睡醒之后喂他吃点奶、喝点水，换上外出衣服就可以出发了。

宝宝刚开始出去的时候，逗留时间不要太长，一般每天半个小时就可以了，以免宝宝太兴奋。以后可以增加到每天1小时、1.5小时。

出门前看天气

出门之前，妈妈们要注意看看天气，可以参考天气预报，也可以观察户外人们的衣着、树枝的摇摆情况等。我自己的做法是把手放到窗户外面一两分钟，感受一下，温度合适，风不大，就可以。温度特别低或者特别高，风特别大的时候就尽量不要带宝宝外出了。

衣着要合适

宝宝外出时，衣着要合适，在保暖的前提下尽量多裸露皮肤，有助于皮肤接受紫外线照射，生成维生素D。衣着的厚度要么比大人少一层，要么跟大人一样，尽量不要穿太多。如果担心外面冷，可以带一条薄毛巾被。

记得给宝宝带上所有可能会用到的东西，比如尿布、水、玩具、零食等。

医生妈妈对背带、腰凳以及推车的看法

宝宝的体重说重不重，但要是长时间抱着还是比较累的，市面上有很多可以分担妈妈重力的工具，比如背带、腰凳、推车，都可以选购。它们各有优劣，用的时候要注意扬长避短。

背带、腰凳和推车各有优劣

背带受到追捧的原因主要是能解放妈妈的双手，使妈妈们在带宝宝的同时能做很多事。从宝宝方面来说，也有一些好处，如跟妈妈紧贴着，比较有安全感。但是背带用的时间比较长的时候，妈妈会比较累，而且因为两人紧贴着，难以散热。另外，当背带跟宝宝的身高不太符合的时候，也会造成一些危险，如造成宝宝窒息。

腰凳相对于背带来说，坐垫比较大，能让宝宝坐得更舒服，尤其是胖宝宝，会比较适合。但是用腰凳的时候，妈妈总是需要用手扶着宝宝，不像背带那样可以自由使用双手。

推车带宝宝，妈妈比较省力，但是有个特别不好的地方，就是离地面太近，坐在车里的宝宝特别容易受地面荡起的灰尘、汽车尾气等的伤害。

使用的时候要趋利避害

背带可以背小点的宝宝，做家务的时候背着，重量较轻，不会给自己太大负担。哭闹的宝宝放进背带很快就会安静，可能过不了多久就会安然入睡。出远门、带行李较多的情况下，也应该用背带，宝宝随身背着，不容易被忽略，也不容易出事故。

腰凳可以在带宝宝在近处散步的时候用，要能确保任何时候手都护着宝宝。推车也适合就近散步的时候用，如果需要经常经过灰尘和尾气集中的地方，买的时候可以选那种全包的车篷或者高景观车。不过高景观车据很多妈妈反应携带特别不方便，购买时也要考虑到携带的问题。

爱心叮咛

用推车的时候，要预防宝宝睡着，一旦睡着了要尽量把他放平。宝宝斜靠着或者头朝前耷拉着睡，车轮的震动对颈椎的伤害比较大。

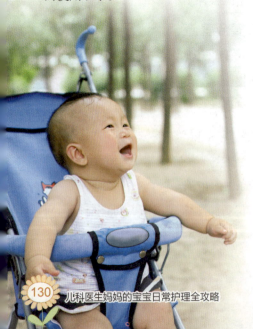

选购、使用婴儿背带、腰凳的门道

选购婴儿背带首先要考虑安全，使用的时候则必须注意方法的正确性，否则还是有隐患的。

选购婴儿背带、腰凳的门道

尽量选大品牌的

一般大品牌投入的研究成本更高，产品更符合人体工程学，宝宝和妈妈都会更舒服。

一定要根据月龄选择款式

3 个月以内的宝宝，头颈肌肉还没有发育好，头颈需要有支撑，需要选那种侧卧横抱式的背带或者背巾，宝宝能像被横抱一样躺在大人胸前。宝宝长到 4 个月，头部能稳定居中了，但是颈部肌肉力量还不是很好，可以选择面对面的，兜住宝宝后背的靠背部分适当高一点，可以帮忙支撑颈部。宝宝 6 个月以后，颈部肌肉发育比较好了，比较有力了，可以选择向前观光式的背带，让宝宝跟妈妈同向坐在身前。这样的背带，前面部分不能太高，以免卡到宝宝的脖子。在宝宝 1 周岁以后就可以用后背式的了。

腰凳一般在宝宝能自己坐稳后就可以用了，比较合适的时间是宝宝 8 个月以后。

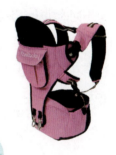

关注背带、腰凳的安全性

首先检查各个环扣，要牢固。其次检查缝线尤其是带子接口的缝线，一定要有双缝线（这在日后使用中也要时时检查）。背带要看带子宽度，不能太窄、太单薄，要确保在妈妈背上和宝宝坐上之后不会出现明显拉长、变窄等变形问题。腰凳肩带不能太细，否则妈妈会很累，最好在宝宝腰部和胸部也有安全带用于固定，更安全。另外，跟宝宝接触的表面一定要是棉布，可吸湿透气。

使用婴儿背带、腰凳的门道

再合适的背带或者腰凳也不能长时间使用，否则妈妈和宝宝都会累，建议一次使用最长时间不超过2小时。如果带着宝宝坐车，上车后就应该解开背带、腰凳，改成抱着宝宝。如果用的是背带，在使用的过程中，要注意观察宝宝的胸部、脖子是否受到较大压力，再看看宝宝大腿处是否有明显红印，只要宝宝有不适，就要调整一下，并尽快解开背带，让宝宝活动活动。如果使用的是腰凳，要及时系上安全带，不然要确保至少有一只手护住宝宝，以免跌落。

爱心叮咛

选购的时候最好带宝宝去试一下，宝宝不能被绑太紧，使用背带的目的是帮妈妈托住宝宝，不是绑住宝宝，如果试用时发现宝宝四肢活动受限，那就不适合。要选那种将宝宝放在里面跟自己用手抱着他感觉差不多的产品。

安全舒适是选购婴儿推车的前提

市面上的婴儿推车款式特别多，而且有不同的功能，不管选择什么款式，功能性、安全性总是第一位的，另外使用时也要注意方法正确，这是确保安全的另一重点。

车要稳固、安全

我在选车的时候主要检查了下面3点。

看车的稳定性

在车平放的情况下，用手前后左右局部加压使之重心偏移看是否会侧翻，各个方向都能承受较大的压力而不侧翻才是好的。这样可以预防宝宝坐车不高兴哭闹左右摇晃时或长大后在车里站起来时，推车不至于侧翻。

看车架承重能力

婴儿推车常见的材质是铁质和铝质，不管什么材质，都要足够粗，足够粗才能有足够的承重性。

看折叠锁及各固定栓的牢靠性

一般的婴儿推车都可以折叠起来携带，但是这也有个隐患，如果折叠锁不是很牢靠，则容易出现意外折叠，可能会夹到或摔到宝宝。应选那种需要很大力气才能打开的折叠锁。

如果是给0~6个月的宝宝选车，要选带安全带的，能把宝宝身体固定在靠背上的车，避免宝宝向左右或者向前倾倒。

车要让宝宝坐着足够舒适

安全性确定了之后，再考虑舒适性，能满足这2点要求就是好婴儿车。舒适性方面可考虑以下几点。

最好有避震措施

推车有避震措施在经过一些坑洼、坎坷的路面时不会震动太大，可避免宝宝的颈椎、脊椎受伤害。

坐垫的角度要正确

婴儿推车坐垫一般都会有一定程度的后倾，但是坐垫后倾不能太严重，否则宝宝长时间窝在车上会不舒服。

婴儿推车的宽度不能太宽

太宽的婴儿推车，宝宝坐上去不能被很好包围，会摇摇晃晃没有安全感。

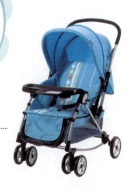

正确使用婴儿推车，确保安全

车子选好之后，使用中也要注意方法，要正确使用，这也是确保安全必须要做到的。

车上不要挂重物

婴儿推车上挂些小物件是没问题的，但是比较重的就不要挂了，以免重心偏移发生侧翻或者后翻。

勤用刹车

婴儿推车车轮上面一般都有刹车，家长要短时间离开车子的时候，尤其是当路面不是水平的时候，要把刹车踩下，避免车子自己滑行，造成危险。

体重超过车子最大载重量就不要再使用了

一般的婴儿推车最大载重量是15千克，能用到宝宝2周岁多，如果宝宝已经超过了15千克就建议不要再用了。

出门带齐必需品

去离家远的地方需要带吃的

1 周岁前的宝宝，两三个小时就得吃点东西，如果要带他去较远的地方，短时间回不了家，就一定要带吃的，特别是配方奶喂养的宝宝，配方奶粉、奶瓶和开水必须带。在外面待的时间较短，可带上几片水果、饼干等，宝宝哭闹的时候给点就可以了。

养成出门带水的习惯

宝宝在户外的时候，风吹日晒，活动量大，比在室内消耗要大，对水的需求也大，如果在户外待超过 30 分钟，最好带水。

宝宝喝的水，最好是温开水，即使是夏天也尽量少给他喝凉水。宝宝脾胃差、消化功能弱，喝凉水会增加身体负担，要少喝。妈妈们要事先准备一个方便携带的保温杯，出门前把开水晾温，装到保温杯里，这样宝宝随时都能喝。

纸尿裤、湿毛巾预备着

宝宝外出的时候，如果没有什么问题，尽量用纸尿裤，更省事，也更文明。另外要多带一两条纸尿裤，以备不时之需。有时候宝宝会突然拉肚子，一条可能不够。带纸尿裤的时候要记得准备几条湿毛巾、湿纸巾，擦手、擦屁屁时用。

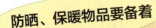

防晒、保暖物品要备着

宝宝皮肤娇嫩，不管冬夏，到了阳光强烈的地方，都应该注意防晒。如果推小推车，走到阳光强烈的地方，可以打开车篷防晒；如果用背带或者腰凳，要么给宝宝戴上遮阳帽要么打把伞，避免晒伤。另外，一定要多带一件衣服，有时候回家较晚，外面温度会下降很多，就需要给宝宝多加一件衣服保暖；有时候待在阴凉地也会比较凉，需要给他加盖一件衣服。

带一件小玩具

宝宝手里拿着东西的时候会比较有安全感，所以外出的时候可以在他手里塞个小玩具，最好是有把手的，能很方便握在手里的，不容易丢。这件玩具在他烦躁的时候也能起到安慰作用。

多做户外活动，增加宝宝的体验

我带宝宝到户外活动的时候，经常看见有的宝宝出来后就一直自己坐在或者躺在小推车里，特别是爷爷奶奶带宝宝时，因为本身精力有限，基本上不会带着宝宝玩，都是用推车推出来放在边上，几个一伙聊起天来了，宝宝根本没有什么活动的机会。所以，外出时爸爸妈妈要尽量自己带，要充分利用外出的时间，增加宝宝的体验内容，让他得到更多的刺激。

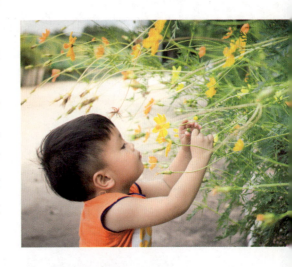

增加体验内容

户外有很多室内没有的人和事，带宝宝出去，不仅仅是让他看看这些不同的人和事，还有很多有趣的内容，所以不要让宝宝一直坐或者躺在推车里，而是要多带他活动活动，走一走，四处感受一下。可以带他摸摸斑驳的墙砖、闻闻鲜嫩的花草等，增加触觉体验；看看水里的鱼、天上的云等，锻炼视觉能力；跟别的宝宝拉拉手，看大宝宝游戏，看大人聊天等，让他体会人际关系等概念。

宝宝注意到的事物，家长要及时发现，带他去认真观察一下，直到他不感兴趣了为止，以后每次出去都带他去看看这种事物，加深记忆，增强观察力。宝宝没有注意到的东西，妈妈要指出来给他看，毕竟宝宝的视觉能力有限，有些东西是注意不到的，需要妈妈指出来，并带他细细观察一番，能使宝宝得到更多的体验。

站在宝宝的角度陪宝宝玩

有些带宝宝的大人比较强势，宝宝想要的东西不给，宝宝想玩的不让玩，还带着呵斥，脏、不好玩、没意思是大人拒绝的主要原因。这时候我就在想，到底是大人要玩还是宝宝要玩，既然是宝宝玩，就应该尊重宝宝，大人眼里不好玩、没意思的东西在宝宝眼里有可能非常有趣。所以我们不应该太过分地限制宝宝，尽量尊重他，有可能就陪他一起玩，这样宝宝才能得到最大的发展。

爱心叮咛

带宝宝出去，大人不要自顾自地聊天，否则宝宝的活动范围必然会被缩小，应该尽量以宝宝为中心做户外活动。

少带宝宝到人多的地方

　　只要在流行性疾病多发的时段，来医院的宝宝绝大部分都是被同类疾病感染的，比如轮状病毒引起的腹泻、流感病毒引起的感冒等。当这类疾病流行起来的时候，医生给的很重要的建议就是少到人多的地方。

不适合宝宝常去的地方要少去

　　其实宝宝不止要在疾病流行的时候少到人多的地方，就是平时也应该远离太密集的人群。

不要带宝宝到有患感冒和腹泻的宝宝的场合

如果明确某个地方有患感冒或者腹泻的宝宝在玩，就别带宝宝去这个地方了。平时一起玩的宝宝如果感冒了或者腹泻了，要尽量离得远一点，隔一定的距离，并且一定不要一起分享食物，不要用同一个水杯喝水。

不要带宝宝去看热闹

如果是老人带宝宝一定要特别叮嘱别带宝宝去看热闹。热闹的场合难免有突发情况，比如坏人行凶、踩踏、冲撞等，大人带着宝宝躲避不及，很容易被撞倒，伤到宝宝很麻烦。

人多又不通风的地方少去

商场、影院等通风情况较差、人又多的地方一定要少去，这些地方氧气含量较低、空气又较干燥，对宝宝精神、身体的考验都比较大，而且比较封闭，病毒、细菌等很难短时间内散去，容易感染宝宝。

带宝宝去的地方不必很多

不必刻意带宝宝去非常新奇的地方，那些经常去的地方反而让他更有安全感，更能愉快玩耍。

平时可固定一个地方，经常带宝宝去玩。就我自己感觉在小区里玩比较好。现在一般小区里都有供人们活动的地方，离家近，有什么需求可以马上回家，而且人不会很多，但是小朋友相对来说不少。经常带宝宝在小区里玩，还可以帮他交几个好朋友，学会相处之道，对性格塑造也是有好处的。

如果家附近有比较好的花园、公园等，也很适合带宝宝去。花园、公园里有花有草，空气清新、流通好，而且相对别的地方更显安静，带宝宝看看花草、虫鸟或者铺个爬爬垫让宝宝爬一会儿、躺一会儿都很好。

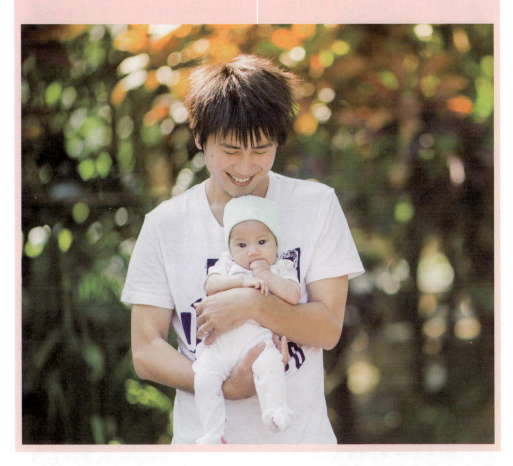

带宝宝去一个地方，还要多观察宝宝的反应，如果他哭闹不休，很难安抚，可能就是不喜欢这个地方，这个地方让他不舒服了，应该尽快离开。

带宝宝外出要提防被拐带

防拐带，跟医生没关系，但跟妈妈的关系非常大。我带宝宝外出的时候会特别留心，以防万一。我把我的经验分享一下，希望能给妈妈们一点参考。

不让宝宝离开自己的视线

带宝宝外出特别是推着婴儿推车的时候，不管干什么，都不要让宝宝离开自己的视线。如果自己在忙，必定要拉着他的手。另外，不管发生什么情况，都不要丢下宝宝一个人，比如有一次我的包被抢了，都没去追贼，而是选择守着宝宝。

不向陌生人透漏宝宝太多信息

有陌生人看到宝宝，逗弄一下宝宝或者问一下关于宝宝的问题都是难免的，不应过分拒绝。不过遇到有陌生人打听太多、太详细的私人信息时，比如宝宝的全名、出生医院、体貌特征等，要多留个心，可以不说或者说假信息。

绝不把宝宝交给不熟的人

不熟的人指的是没有深入了解的人，点头之交不能算熟人。可以暂时托付照顾一下的人一定是你认识较久，知道准确名字，曾经去过其家里，了解其家庭状况的人。如果仅仅是认识脸，不管见过多少次，说过多少话都不能把宝宝交给他。

不独自带宝宝去偏僻的地方

有些案件并非是事先谋划好的，而是临时起意，而临时起意的抢劫、抢夺案一般都是发生在偏僻的地方，在偏僻地方抢宝宝也更容易成功，所以不是不得已，绝对不能带宝宝走太偏僻的路，去太偏僻的地方。需要到太偏僻的地方时，要注意是否有人尾随。

人多的地方不用推车

如果带宝宝到了人多的地方，最好不用推车，而是把宝宝抱在手里或者用背带背着，预防自己视线被遮住时，宝宝被抱走的情形发生。平时用推车的时候，也尽量把所有的安全带都系上，避免被别人短时间内解开，也给自己多一些反应时间。

爱心叮咛

不要觉得宝宝被拐是离自己很遥远的事，这绝对不只是别人家的事。要把它当做随时可能会发生的事去对待，只有足够重视才能免于万一。

带宝宝旅游需要注意的 4 个细节

宝宝适应能力差，如果带去旅行，长时间乘车和太频繁地更换生活环境、作息规律都很考验宝宝的体质，使得他很容易感冒、上火，因此尽量不要带宝宝旅游。如果不得已需要长途旅行，一定要照顾好宝宝，以免生病。

宝宝尽量少坐飞机

宝宝出行，路程长的，尽量选火车，火车空间较宽敞，宝宝不会因为太过拘束而哭闹。如果可能，尽量少坐飞机。不过也不是绝对禁止，有需要时还是可以坐的。飞机起飞、降落的时候气压变化较大，会给宝宝耳朵带来较大压力。建议在这种时候给宝宝喝水或者吃奶，调节耳朵压力，缓解疼痛。也可以用手压着宝宝两边耳朵，一压一放，帮助缓解不适。

途中让宝宝多喝水、多睡觉

宝宝在旅途中消耗较大，要多喂水，避免上火。另外，一定要多睡觉。路上人多，宝宝容易兴奋过头，如果不哄，会长时间不睡。妈妈要多注意时间，到平时睡觉的时间，就哄他睡觉，不要让他过度劳累。

到达后让宝宝多休息

到达目的地后，宝宝会因为新鲜、兴奋或者不安、紧张而不肯睡或者睡不好，要想办法让他多睡觉。睡好是快速恢复体力、增强抗病能力的最有效途径。最好妈妈跟宝宝一起睡，他会睡得更踏实。宝宝从路途的劳累中完全恢复大概需要两三天时间，等完全恢复了再展开活动比较好。

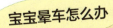

宝宝晕车怎么办

宝宝也是会晕车的，而且一旦晕车比成人晕车的情况要严重。在长途旅行前，建议多带宝宝坐几次短途车，观察一下是否有晕车反应，如果有晕车反应，就尽量不远行为好。如果不得已要远行，可以切几片生姜带着，另外贴一片在宝宝的肚脐上，还可以持续按摩宝宝的虎口或内关穴，有缓解晕车反应的作用。宝宝每次呕吐后要迅速清理呕吐物，并给他喂几口水或者甜味饮料冲淡口里残留的味道。注意 1 周岁以内的宝宝不能吃晕车药。

爱心叮咛

如果宝宝平时不怎么爱喝水，路上喝的水里可以加点糖。此时多喝水是终极目的，加糖不加糖这种细节可以暂时忽略不计。

春天不能一味"捂"着宝宝

晚春时节，明明天气越来越暖和了，感冒的宝宝却越来越多了，这跟传统观念"春捂"不无关系。春天气温变化急促，昼夜温差大，室内阴凉室外晒，宝宝在高温的时间段或环境下仍然"捂着"，出汗了，骤然进入低温的时间段或者环境下，就很容易感冒。宝宝在春天里的穿着应该按照以下方法变通。

爱心叮咛

春天出门，宝宝可以在外面多加一件衣服，到了户外，感觉温度比较高时，应在宝宝还没出汗时帮他脱掉外套。回家的时候，要等宝宝没有汗了再进入楼道，并且最好用一件衣服包住宝宝上半身，避免冷热交替太快导致他感冒。

下面穿厚点，上面适当薄点

人体下肢在乍暖还寒的季节应该多注意保暖，因为其血液循环慢，不会因为稍微穿厚点就出汗，所以春天腿部、脚部都可以适当穿厚一点。上衣则可以薄一点，下身已经穿厚了，就不容易冷，上半身穿薄点，不容易出汗。

根据气温穿衣

妈妈们每天都要注意一下天气预报，根据穿衣指南安排宝宝的衣着；冷空气来了，马上增添衣物；暖流来了，过一两天就可以减衣服。一般情况下，除了夏天，宝宝的衣服应该比大人多一件，最好是多一件贴身小背心。妈妈穿着不觉得热的衣服都可以给宝宝穿，妈妈穿着稍微活动一下就出汗的衣服就尽量别往宝宝身上穿了。另外，春天早晚温差大，不要让宝宝一套衣服从早穿到晚，早晚加衣、中午少穿点才是对的。

减少衣服前要看宝宝是否出汗了

气温高了，需要给宝宝减少衣服。减衣服前要看宝宝身上是否有汗。如果有汗要让宝宝安静一会儿，帮他擦干汗，等身体热度降下去再减。帽子也一样，比衣服还要重视，如果头上出汗了，在户外不能随便摘下帽子。

春、夏、秋都要防过敏

大多数人都认为过敏通常在春天和秋天比较多发，然而现实是夏季过敏来就诊的宝宝也不少。预防过敏在春、夏、秋三季都需要。

春季花粉最易致过敏

春暖花开，万物生长，各种微生物、细菌也活跃了起来，这些都可能是宝宝的致敏原。家长在保证宝宝饮食清淡、多活动的前提下，要注意远离那些易致敏原。外出最好戴口罩，少到花草茂盛的地方去。去花园玩，尽量选择晚上或者早上或者雨后，这些时段空中漂浮的花粉较少。外出回家后家长和宝宝都要及时换衣服、洗手、洗脸。

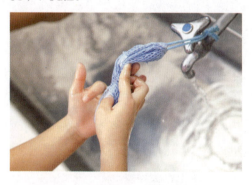

夏季阳光和螨虫都可能引起过敏

夏季阳光强烈，紫外线可导致过敏，带宝宝外出时应尽量避免暴晒。另外夏天潮湿，人体多汗，与身体密切接触的被褥、床垫等都容易滋生螨虫，螨虫也是一大过敏原。因此，夏天的时候要多晒被子、枕头。一定要拿到户外去晒，充足的紫外线是消灭螨虫最好的杀手。宝宝常接触的地垫、毛绒玩具也要经常清洗。桌子底下、床底下要经常打扫。

特别需要说明一点，要经常查看床垫，如果是树棕床垫更要查看，可能会有一些不明小虫子滋生。这是一位患者的经验，他告诉我曾经有一段时间家里不管大人还是宝宝身上总是莫名其妙地出现小疙瘩，后来一个偶然的机会翻腾床垫，居然在床垫上扫出十几只各色小虫子，想来这些疙瘩就是拜这些小虫子所赐。

秋季枯草也是过敏原

秋季空气干燥，空中浮尘多，早晚温差大，螨虫也活跃，使宝宝容易过敏。室内要注意通风，增加湿度，多做清洁，记得及时加减衣物。另外，秋天还需要特别注意枯草，枯草也是一大致敏原，不输于花粉致敏的破坏力。所以，秋天和春天一样，要远离花草。

爱心叮咛

不管什么季节，一旦发现宝宝出现皮肤瘙痒、红肿、出疹子、咳嗽、揉眼睛、哭闹不休等疑似过敏的症状，都要及时带他去看医生，用药治疗。

春天尤其要注意避免皮肤干燥

春天风沙大，宝宝皮肤容易干燥。春天我经常会看见一些宝宝本应该粉嫩的小脸蛋和小手却起皮、发红，严重的还有皲裂。这些皮肤问题，虽然宝宝可能不痛不痒，但不美观，一旦护理不好长大后肤质可能也会受影响。所以，春季要注意让宝宝的皮肤保持滋润。

面部避免干燥

如果发现宝宝面部皮肤有些干燥、没光泽，就需要给他擦些护肤品了，润肤霜、润肤油、润肤露都可以，先试最清淡的润肤露，如果皮肤很滋润，就不需要用滋润功能更强的润肤油和润肤霜了，如果还是比较干燥就要用润肤油或者润肤霜。一定要用宝宝专用的大品牌产品，以免宝宝脸部皮肤接触到过多的添加剂。

另外，给宝宝洗脸用清水就行，不要用任何清洁产品，包括洗澡用的沐浴露也不要用在脸上，脸上皮肤很薄，用清洁产品，皮肤表层起到保护作用的油脂层容易受到破坏，使皮肤更容易干燥、皲裂。

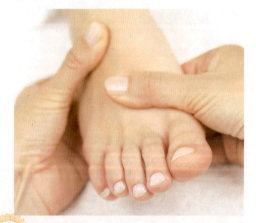

身体皮肤也要保湿

身体皮肤一般不会出现发红、皲裂现象，但是干燥时也会起皮，宝宝可能会觉得瘙痒不适。身体皮肤干燥的时候，沐浴露用得不要太勤，1周用1次就可以了。沐浴露一定要温和，用洗头、洗澡合二为一的无泪配方产品，刺激性更小，不会伤害宝宝皮肤本身就有的油脂保护层。

手、手腕要保持干爽

宝宝的手接触东西多，洗的次数也就比较多，也容易干燥、皲裂。建议给宝宝洗手的时候尽量用儿童专用洗手液，不要用肥皂，更不要由着宝宝自己玩肥皂、香皂或洗衣粉等。手部长时间泡在肥皂水、洗衣粉水里也会导致干燥。每次给宝宝洗完手之后要用毛巾把他的手和手腕彻底擦干。风大时，有必要给他涂上护手霜，以免皲裂。

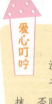

爱心叮咛

洗手的时候手腕也会被弄湿，擦手的时候要把手腕也擦干，手部涂抹护手霜，手腕也要抹，否则手腕处的一圈皮肤会皲裂。

多久洗一次澡、怎么洗，要根据宝宝自身情形决定

宝宝到底应该多长时间洗一次澡？这个问题很难回答，因为没有标准答案。而且宝宝多久洗一次澡对他的发育、成长没有直接关系。所以，按照大人的喜好和习惯安排就行。比如南方天气潮热，所有人都天天洗澡，宝宝也自然需要天天洗；北方天气干爽，如果是冬天，很少出汗，1周洗1次都没有问题。多久洗一次澡，最终应该结合宝宝的活动情况和气温来调整，一年四季的洗澡频率显然不是一样的。

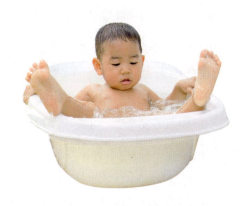

夏季洗澡次数应多一些

夏季天热，宝宝本身新陈代谢快，汗比较多，而且夏季日照时间长，宝宝在外活动时间长，接触的东西也多，比较容易脏，所以建议每天洗1次澡，必要的时候可以多洗1次。可以安排在晚上睡前洗，洗澡可帮助宝宝放松精神和身体，让他睡得更好。是否要多洗1次看宝宝表现，如果家里温度很高，宝宝总是大汗淋漓，就可以给他多洗洗。这时候洗澡有助于降温，能让宝宝凉快一会儿。当然不管洗几次，还是要尽量少用沐浴露，用清水洗最好。

皮肤干燥时应减少洗澡次数

出汗少、室外活动少的时候，洗澡频率可以降低一些。最终要看宝宝自己的皮肤情况，如果滋润度不错，1周洗2次没有问题；但是如果皮肤较干燥，1周洗1次就足够了，洗得太多只会让皮肤更干燥。

宝宝抗拒洗澡怎么办

从小就规律洗澡的宝宝一般都会喜欢洗澡，爱玩水是宝宝的天性。如果抗拒洗澡，大多是某次洗澡给他留下不好的印象了，比如被烫了，眼睛、嘴巴、鼻子进水了等，让他很不舒服。抗拒洗澡的时候，没必要太过强迫宝宝洗澡，在他反抗激烈的时候可以用湿毛巾擦澡，然后慢慢用各种方法引诱他进入澡盆，在澡盆里玩各种游戏，几次过后宝宝就会重新喜欢上洗澡。

夏季消暑别太贪凉

夏季消暑一定要适度，千万不要过分贪凉，过分贪凉导致宝宝腹泻、感冒是非常常见的。近年来还有一些宝宝患上了成人病，如面瘫等。

空调、风扇要正确使用

夏天，使用空调、风扇时一定要注意方法。

> 空调温度不要太低，最好在28℃以上。
>
> 当宝宝身上有汗的时候，不要一下子让他进入温度较低的空调房，以免使他感冒。
>
> 夜里睡觉的时候，不要一直开着空调，可以在房间温度降下来之后或者零点过后就关掉。
>
> 空调风口和风扇不要正对着宝宝吹，空调风口和风扇对着人头部吹是最容易导致面瘫的。

不要整夜开窗

睡前应该把窗户关严实。零点过后，室外温度会急速降低，也可能会突然起风。整夜开窗，到了后半夜，室内温度就可能会急速降低，容易让正睡得热乎乎的人着凉。另外，据经验来看，窗户不关严实而吹入室内的小股的凉风很容易引起面瘫。所以不要让宝宝在紧挨着窗户的地方睡觉，窗户有缝隙或者窗帘遮挡不严实，也可能让宝宝受风，引起面瘫。

不要睡在地板上

不要带着宝宝睡地板，宝宝睡在地板上，肚子最容易受凉，可能一夜起来就要腹泻了。实在热的时候，可以将比较厚实的、容易让人感到热的床垫收起来，只在木板床上铺一两层褥子，也会睡得舒适一些。

不要直接睡在凉席上

宝宝不要直接睡在凉席上，可以在凉席上铺一层床单，后半夜凉席上的温度降低的时候，皮肤不跟凉席直接接触，凉意就不会那么强烈。

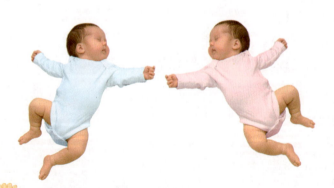

爱心叮咛

宝宝如果经过一夜睡眠，出现口眼歪斜、流口水、面部肌肉僵硬等症状，应该就是患了面瘫，要尽快、持续治疗，越早治疗越好。

有一年夏天酷暑时节，我接诊一个1周岁的面瘫宝宝。宝宝左边嘴角往上抽，口水直流，左眼角朝下耷拉，是典型的面瘫症状。这位宝宝面瘫是因为夜里开着空调睡觉造成的。

宝宝体质弱，免疫力低的时候，一味贪凉，或在身上有汗的时候突然遇冷，易引起面部神经管水肿，所以宝宝可能比成人更容易患上面瘫。

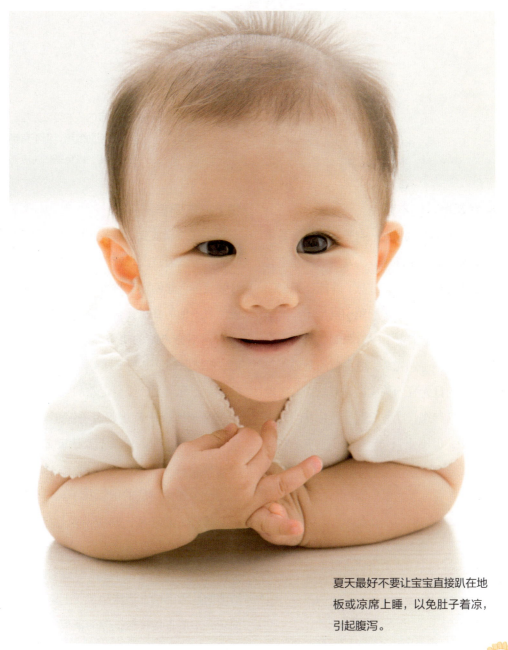

夏天最好不要让宝宝直接趴在地板或凉席上睡，以免肚子着凉，引起腹泻。

夏季头顶要凉爽，脚要保暖

夏天防暑，父母们总是想尽办法减少宝宝的衣物。让宝宝剃光头、光脚虽然都是降温措施，但这样做到底对不对呢？还得细细分析。

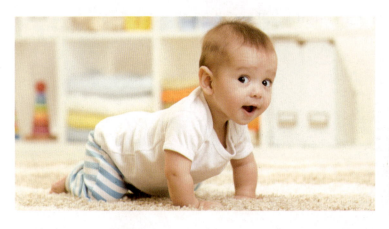

宝宝的头发可以剪短一些帮助散热，但不宜剃光头，以免晒伤头皮。

头发要短，但不要光

头发能帮助散热，剃光头后更容易中暑这种说法并不准确，头发短一些才更有助于头部皮肤通风、散热，才能让积聚的湿气尽快散发出去，避免引发痱子、湿疹等。所以，宝宝中不中暑跟剃光头其实没多大关系。不剃光头，更主要的是为了防晒，避免日光直晒头皮，导致灼伤、皮炎等。概括起来，夏季正确处理头发的方式是理短，但不要剃光，留0.5厘米左右就可以了。

脚上一定要穿袜子

夏天宝宝腹泻，很多都是脚底受凉引起的，所以因腹泻来就诊的宝宝，我总会叮嘱父母，即使宝宝热得满头大汗，也不应该脱了他的袜子让他光脚。

还不会走路的宝宝体温调节能力较低，末梢循环又不好，只要温度稍微低一些，就会受凉。已经会走路的宝宝，经常光脚接触地板砖就更容易着凉了。因此开空调或外出时，尽量不要让宝宝光脚，应让他穿袜子，最好穿上鞋子，如若不然，至少要穿厚底的地板袜子。

另外，宝宝大一些的时候，很热衷于自己脱袜子，父母要监督好，尽快给他穿上。如果实在难管，可以考虑把宝宝主要活动的地方都铺上泡沫垫子，让其待在上面玩，不要直接接触很凉的地板砖。

爱心叮咛

如果给宝宝剃了光头或者把他的头发剪得太短了，外出到阳光强烈的地方时，一定要给宝宝戴帽子或者打伞，保护头部，不受太长时间的日光直射。

宝宝中暑，糖盐水是良方

宝宝皮肤散热功能差，容易中暑，要注意预防

宝宝皮肤的汗腺发育还不完善，皮下脂肪又比较多，散热功能不太好，一旦在比较热的环境下待的时间久了或者活动太剧烈，体内热量不能及时散发，就容易中暑，所以家长在这方面必须注意，不要一味地给宝宝捂热。比起寒冷来说，他们更需要凉爽。宝宝大一点的时候不能让他们在酷热天气里在户外玩太长时间。玩的时候要提醒他多喝水。

中暑后的护理

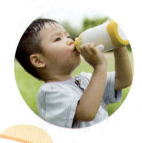

让宝宝凉快一点

发现宝宝出现中暑症状，如脸发红、皮肤烫、口唇干燥、不吃奶、烦躁、精神差等，要尽快把宝宝放到凉爽、通风的地方，并减少他身上的衣服。

及时补充糖盐水

糖盐水可以及时补充身体大量出汗时丢失的水分、电解质并能补充能量，这非常重要。

糖盐水可以自制，用 500 毫升白开水加 4.5 克盐，再加 25 毫升或者 50 毫升葡萄糖水就可以了。另外，也可以补充医用补液盐，稀释一倍后就可以。

糖盐水要少量多次饮用，如果一次性大量饮用，水分就会快速通过肠胃，能真正被细胞吸收的很少，而且会因此带走更多的水分和电解质，反而加重中暑症状。

当宝宝排尿正常，尿色也正常时，就可以给他饮用白开水了。

爱心叮咛

即使没有中暑症状，宝宝大汗之后也应给他补充糖盐水，以使宝宝迅速恢复，纠正体内失水状态。

夏季注意保护宝宝肠胃

夏季就诊的宝宝中肠胃出现不适症状的占了很大一部分，包括腹胀、腹泻、肠鸣排气、恶心呕吐、食欲不振等。气候炎热导致肠胃功能下降是主要致病原因，所以家长们在夏季要想办法保护好宝宝的肠胃。

宝宝夏日饮食的 4 个宜忌

别在夏季断奶

断奶后宝宝的肠胃要适应新的食物，压力会增大，另外心里会有较大的不安全感，情绪不佳，这也会影响肠胃功能，总之尽量别在夏季断奶。吃奶粉的宝宝也别在夏季换奶粉。

宝宝进食的时间要规律

首先，定时进食，两顿奶或饭之间要隔相对固定的时间，以便使肠胃有充足的时间去消化食物。其次，进食时间要相对固定，一般一餐要在 20~30 分钟吃完，不能由着宝宝吃吃玩玩，如果超过 40 分钟还没吃完，宝宝肠胃的兴奋性就会降低，消化吃下去的食物就比较困难了。

饮食要清淡

已经开始吃辅食的宝宝，要尽量给他吃容易消化的食物，不让他吃油炸和太甜的食物，少吃豆类食物，多吃蔬菜、水果。蔬菜、水果不但易消化，而且其含有的纤维素可促进肠胃蠕动，对夏季肠胃功能的维持有很好的作用。另外，食物要尽量稀、软，米汤、面汤等含水量多的食物都很适合夏季给宝宝食用。

不吃冷饮、雪糕等

冷饮、雪糕这些食物吃到肚子里，肠胃血管会急剧收缩，使血流量减少，影响消化功能。消化功能不好的宝宝就会腹泻，消化功能不错的宝宝虽然不会腹泻，但是时间久了，消化能力也会变弱。

别逼宝宝多吃

炎热的夏季，大人也会食欲不佳，宝宝脾胃更弱，胃肠蠕动也会变慢，食欲差一些是正常的，父母不要太忧虑，更不要强迫宝宝吃。强迫进食会让宝宝从生理到心理都更抗拒吃饭。最好尊重宝宝的节奏，让他想吃就吃，不想吃就不吃，想吃多少就吃多少。

爱心叮咛

在宝宝吃多了或者吃了较多肉类的时候，可以给他吃点健胃消食片。

秋季把好卫生关，预防秋季腹泻

秋季空气干燥，轮状病毒非常活跃，生长、繁殖都比较快。宝宝腹泻，多数是轮状病毒感染所致。6个月~3周岁的宝宝都有可能被感染。进入秋季后，一定要加强预防。预防轮状病毒感染，最重要的是要讲卫生。

把好入口关

俗话说，病从口入。把好入口关是预防轮状病毒感染的重要手段。宝宝使用的奶瓶、水瓶、勺子、饭碗，每次用完后要及时清洗，放到通风处晾晒干，每天都用水煮开消毒一次。不要给宝宝吃剩饭、喝剩奶，剩下的要马上倒掉，避免不注意被别人喂给宝宝。另外，带宝宝外出回来时要记得用肥皂或婴儿洗手液给他洗手，洗手时间不能太短，搓洗不能少于 10 秒。

少带宝宝到公共场所

传染病活跃的季节，不带宝宝到公共场所是很有必要的。如果在秋季带宝宝去医院，不要允许宝宝到处摸、随便坐，并且尽量不要长时间在诊室、医院内逗留。可以由别的大人带着在医院外面活动，到看诊的时候再进来。

被污染的衣物要及时清洗、晾晒

沾了宝宝尿便的衣物、床单、地垫等要及时清洗，清洗干净后最好用开水浸泡消毒或者用消毒液消毒或者晾在室外暴晒消毒。

室内常通风

室内常通风，预防病毒、细菌聚集。病毒、细菌一般是要达到一定浓度才会致病，比较小的浓度是不会致病的，所以开窗通风就有良好的预防传染病的效果。

如果宝宝每天大便次数达到 3~5 次，大便呈水样或蛋花汤样，同时伴有发烧，体温达到 38~40℃，另外还有呕吐、流鼻涕、咳嗽等症状，十有八九是感染轮状病毒了，最好马上去看医生。怀疑感染轮状病毒的宝宝，如果年龄较小，可以不去医院，只由大人用干净容器取一些新鲜大便，带到医院化验开药即可。

爱心叮咛

各地已经陆续将预防轮状病毒感染的疫苗列入计划内了，父母可到宝宝平时接种疫苗的医院询问，能接种就接种。

体弱宝宝不能"秋冻"

差不多每到秋天，都有妈妈这样说："带宝宝回家有点晚了，大概冻感冒了。"晚秋时节，诊室里就诊的宝宝患病大多都跟穿衣、保暖不当有关。

"秋冻"易致感冒

晚秋季节，气温降低迅速，尤其是一早一晚，温度可达到相当低的程度，如果坚持让宝宝冻着，宝宝抗寒能力差，冻感冒恐怕是迟早的事。其实不仅仅是晚秋，即使是夏天，如果带宝宝回家太晚或者出去太早，宝宝又穿得单薄，也是会冻感冒的。

"秋冻"可加重过敏

过敏体质的宝宝对温度的变化是比较敏感的，早晚温差大导致宝宝局部抵抗力下降，各种细菌、病毒就会乘虚而入，可能直接引起过敏，也可能是先引起感冒，然后再诱发过敏。

患有哮喘的宝宝，对冷空气非常敏感，只要在降温天保暖措施做得不到位，哮喘很快就会爆发，所以有哮喘的宝宝绝对不要尝试"秋冻"，而要早早保暖。

身体健康的宝宝"秋冻"要适度

如果宝宝身体健康，很少感冒，月龄也比较大了，到了1周岁以上，可以冻一冻，但要控制好度，不是不加衣物，而是要慢慢加、分时段加。天气刚冷一点的时候，没必要给他穿上厚实的秋衣，早晚可以在夏衣外面加一件薄衣服，比如衬

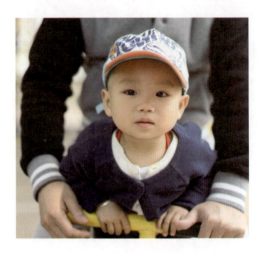

衣，也可以把同等薄厚的短袖换成长袖。如果在接近中午的时间外出，完全可以穿夏天的衣服。

还可以给宝宝做专门的耐寒锻炼，比如在天凉后每天起床给宝宝穿上秋衣、光着腿，带到阳台，打开窗户，在凉风里活动活动，锻炼抗冻能力，提升体质；也可以坚持用冷水给宝宝洗脸、洗手，对锻炼宝宝的耐寒能力也有帮助。

爱心叮咛

秋天出门，可以让宝宝少穿点，但是一定要多带一件衣服，起风了或者天晚了，感觉气温下降了，就给他加上，避免冻感冒。如果风大，就要戴上帽子、口罩。

秋冬干燥，注意保湿

秋冬季的空气干燥，特别容易使宝宝上火，鼻咽部干燥、发痒也很常见，还有为数不少的宝宝会因为鼻腔干燥、黏膜脆弱而时不时流鼻血。所以，在秋天和冬天需要注意多给宝宝润润燥。

多喂水，多吃润燥食物

要经常准备一些温开水，时不时给宝宝喝两口。喂母乳的妈妈，自己要适当增加水的摄入量，提高母乳水分含量，间接为宝宝补水。夜里房间干燥，可以在床边放一杯水，醒来的时候喂点。能吃辅食的宝宝，要吃些蔬菜和水果，特别是要多吃些有润燥功效的食物，比如梨子、莲藕、银耳、菠菜、萝卜、白菜等。

给房间加湿

干燥的秋季，可以准备一台加湿器，给房间加湿，主要加湿睡觉的卧室。睡前加湿1小时左右，夜里就会舒服一些。如果不愿意用加湿器，可以在床边摆放水盆或者悬挂湿毛巾。

皮肤保护要全面

宝宝手部、脸部皮肤在秋冬都比较容易发干，应该使用宝宝专用的护肤霜，在每次清洗之后涂抹，如果身上皮肤也出现了发干现象，洗澡之后也应该用身体乳涂抹全身。为了不让身体皮肤太干，一定不要过度洗浴。比较胖的、汗多的宝宝，可以进行局部清洗，颈部、腋下、外阴、肛周等都可以单独清洗，不会造成其他部位过分干燥。

多给鼻腔做做保湿

宝宝鼻黏膜脆弱，干燥的时候，只要全身用劲或者用手揉鼻子就可能会导致毛细血管破裂而引起鼻子出血。如果宝宝鼻子比较容易出血，建议用棉棒蘸一些干净的植物油，最好是橄榄油，涂在宝宝鼻腔，有很好的滋润效果，可预防鼻腔毛细血管破裂。

如果皮肤干得厉害，宝宝总是抓挠，皮肤上有一道道的抓痕，应到医院开一些硅霜，其主要成分是二甲基硅油，可以在皮肤上形成一层通透的保护膜，对皮肤无伤害，还能防冻裂、防晒等。

爱心叮咛

加湿器不能一直开着，否则不但会使空气过度湿润，而且会导致温度较低，对人体健康也是不利的。

冬季保温要适度，别让宝宝"冬眠"

宝宝们冬天发育缓慢，跟穿得厚、活动少都有关系，是这些不正确的生活方式让宝宝进入了"生长冬眠期"。

穿衣不要影响宝宝活动

宝宝越活跃，进食越好，睡眠越好，这是大家都明白的道理，所以家长不要嫌宝宝淘气，同时要注意不要让衣服限制了宝宝的活动。宝宝活动少了，进食变差，睡眠变少，会间接影响宝宝的生长发育，使他进入"发育冬眠期"。

> 别穿太厚，尤其是那种厚度达到 1 厘米以上的棉袄、棉裤，千万别给宝宝穿。

> 衣服要宽松或者弹性要好，尤其是外面的衣服，太厚、太紧都会影响宝宝的关节活动。

不要一直待在室内

冬天，一般北方家庭为了保温都很少开窗，室内空气较浑浊，含氧量也较低，不如室外空气好，所以应该多带宝宝到室外活动活动，只要没有风、天气晴暖，就可以带他出去。在上午 10 点以后，下午 4 点以前，气温比较高的时候就行。小宝宝可以由大人抱着走走，大一点的宝宝可以带着跑一跑。下雪的时候还可以带他玩玩打雪仗等冰雪游戏。小宝宝每天外出 1 次就可以，1 周岁以上的宝宝每天可以出去 2 次。

门诊案例

我在诊室接诊过一个宝宝，记忆特别深刻，这个宝宝差不多是我见过穿得最厚的，整体看上去就是个玩偶，身高、体重、动作能力都明显低于其他同龄宝宝很多，他妈妈说等冬天过了，春天来了，宝宝自然就会生长了。而我只能告诉她，带宝宝的方式如果不变，宝宝的发育只会落后同龄人越来越多，跟季节是没关系的，必须给宝宝减负。

爱心叮咛

冬天不要带宝宝隔着玻璃晒太阳，因为这样晒太阳不仅起不到补充维生素 D 的作用，反而可能晒伤宝宝的皮肤。

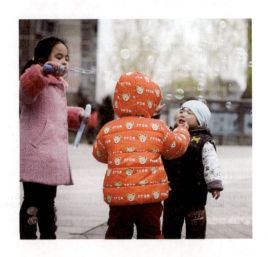

四季饮食安排各有重点

四季气候特点各有不同，对人体的影响也是不同的，宝宝在各个季节的消化能力、生长都各有特点，所以不同季节的饮食应该有不同的侧重点。

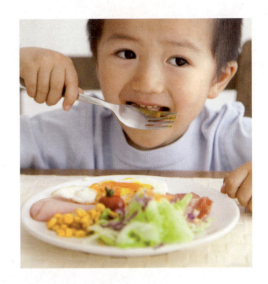

春季宝宝生长快，补蛋白质、补钙、补铁

春季万物生发，父母也会发现宝宝一般在春天长得比较快，这时营养跟上很重要。优质蛋白质要合理摄入，小宝宝要有足够的奶类摄入，大一点的宝宝在奶类摄入保证充足的情况下，多食用一些鱼、虾、瘦肉、豆制品等补充蛋白质。另外要注意补钙、补铁。小宝宝维生素D的补充不能懈怠，大宝宝在补充维生素D的同时，多吃豆制品补钙，奶类供应要充足。吃辅食的宝宝和大宝宝都要多吃一些深色食物补铁，包括动物肝脏、深色蔬菜等。

夏季宝宝脾胃差，食欲不好，食物要易消化

夏天宝宝食欲普遍不太好，食物应该易消化，多给他吃一些含水分大的食物，如粥、面、汤等。另外，要多让他喝水以助消化。注意不要因为夏天不怕冷就让宝宝喝凉水，最好给他喝温开水，以保护肠胃功能。还有，不要给宝宝喝冷饮、吃雪糕，以免伤脾，损害肠胃功能，引起腹泻、食欲不振、消化不良等问题。

秋季不要急着给宝宝贴秋膘

刚从夏季进入秋季的时候，宝宝脾胃还没有调整好，如果急着贴秋膘，让他吃大鱼大肉，宝宝的肠胃消化不了，很快就会出现厌食、发烧、腹泻等症状。

冬天不要给宝宝进补

补是相对于虚来说的，而宝宝一般都没有什么虚亏，都很健康，不需要补，如果像大人一样补，可能会补出毛病来。宝宝冬天的饮食只要搭配合理，每餐都有主食、蔬菜、高蛋白食物就可以了，不要吃太多高能量的食物，也不要服用大量营养品，更不要在食物里添加补养的中药材。

爱心叮咛

不论哪个季节都可以常给宝宝吃点富含胡萝卜素的食物，胡萝卜素可以保护宝宝呼吸道和胃肠黏膜不受病毒和细菌感染、侵袭，保护肠胃功能，减少疾病发生。

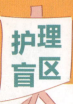
人为干涉宝宝生长过程对发育不利

门诊案例　有一年正月，一个刚满月的宝宝因为腹泻来就诊，体重比出生体重还略低一点，化验大便后，发现并不存在细菌感染的问题，判断可能是消化有问题或者是着凉了。通过询问妈妈给宝宝穿什么、盖什么、铺什么，最终生病原因找出来了！原来，妈妈听人说给宝宝睡木板，可以预防将来驼背，于是在床上放了一张胶合板，上面只铺了一层床单，宝宝就直接睡在床单上。睡这样的床，宝宝怎么可能不腹泻？即使大人也受不了。之后什么药都没有开，让妈妈回去给宝宝把床铺厚一点就可以了。

宝宝成长、发育都有其自身规律，所谓三翻六坐、七坐八爬就是这些规律的总结，宝宝是到什么时候就会做什么事，在对的时候学本领，因为处于敏感期，要比其他时候学得更积极，最终技巧掌握得更好。

建议大人别太多人为强行干涉宝宝的成长，否则一旦方式不对，可能会造成不可挽回的后果。

宝宝的成长发育，有其自身规律，不要人为干涉宝宝的成长，以免方式不当，造成不良后果。

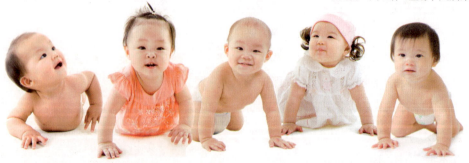

没必要刻意选择宝宝的饮用水

有一次两位妈妈在诊室聊起来了，一位说给自己家的宝宝喝纯净水或蒸馏水，冲奶粉也是用纯净水和蒸馏水，没有细菌更安全，另一位说她家的宝宝都是喝矿泉水，矿泉水有矿物质，能补营养。这是我以前没有考虑过的问题，我家的宝宝喝什么水从来没这么讲究过。

纯净水、矿泉水未必就安全

纯净水： 天然水源本来是弱碱性的，人体也是弱碱性的，所以是适合人体的。但纯净水在层层过滤的时候，不但过滤掉了有害物质，也过滤掉了矿物质，使水变成了弱酸性，长期饮用这种水，身体酸碱平衡会被打破，对健康不利。

矿泉水： 矿泉水含矿物质的量普遍比自来水的要高，用矿泉水冲泡奶粉时，矿泉水中的矿物质和奶粉中的矿物质加起来可能会加重宝宝的肾脏负担。

另外，纯净水、矿泉水长时间装在塑料瓶里，如果储藏不善，比如长时间放在太阳直射的地方，塑料瓶中的有害物质可能会释放到水里，也会影响水质。

自来水有其不可替代的优越性

近些年自来水污染事件发生得比较频繁，让很多人对其失去了信心，但事实上，自来水是天然水源经过自来水厂过滤、消毒后送到居民家中的，国家对这个过程的控制是比较严格的。

自来水还有一个优点，就是它是流动的，而纯净水、矿泉水等都是要静置一段时间后饮用的，自来水是活水，纯净水、矿泉水是死水，活水不容易滋生细菌。

自来水里是有细菌、微生物，但只要烧开就是安全的了。所以，宝宝最应该长期饮用的是白开水。

爱心叮咛

如果一定要给宝宝喝纯净水和矿泉水，不要长时间只喝一种，经常换着喝，或者把两种水混合起来喝，会更好一点。

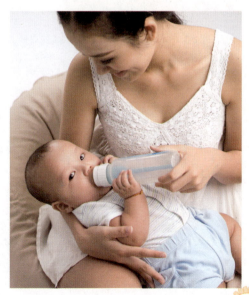

不要让消毒剂成为宝宝的清洁必需品

我们前面说过了，宝宝需要的是干净的环境，不是无菌的环境，所以制造无菌状态的消毒剂不要频繁使用。近年来，肠道菌群失调引起的消化问题越来越多，这不仅仅发生在宝宝身上，也发生在大人身上，这跟滥用消毒剂不无关系。打造无菌环境看似是在减少细菌，减少生病机会，实则会让我们更容易生病，因为无菌环境降低了我们的免疫能力，还扰乱了正常的肠道菌群。

洗衣服不要用消毒剂。宝宝的皮肤、血管通透性都比较高，如果经常用消毒剂浸泡衣服，衣服上残留的消毒剂会透过皮肤进入身体，还会在宝宝吸吮衣服的时候进入口腔、消化道。

清洗玩具不要用消毒剂。宝宝经常会把玩具塞到嘴里啃咬，如果总是用消毒剂擦拭，细菌是没有了，但残留的消毒剂会在宝宝啃咬玩具的时候进入口腔、消化道。

洗奶瓶不要用消毒剂。奶瓶更是直接与口腔接触的产品，不应该用消毒剂清洗。

总之，尽量不要用消毒剂，即使是宝宝专用的消毒剂也最好不多用。只要是消毒剂，能杀死细菌，就可能会扰乱肠道菌群，也可能会降低我们的免疫力。其实，普通家庭中的细菌没有达到需要经常消毒的程度。通常只有医院的某些区域，比如手术室，需要无菌时才会进行消毒。普通家庭只要保持干净卫生就可以了。

干净卫生的标准是什么呢？

洗衣服时清水漂清，然后放在通风处或者阳光下自然晾干或晒干，隔一段时间用开水泡泡衣服，就起到消毒作用了。毛绒、布制的玩具也都可以这样做。塑料玩具、家具用清水擦拭就可以。奶瓶只要在清洗后晾晒，在下次使用的时候是干燥的，那就不会出现问题。如果不能保持干燥，用开水泡或者煮一下也就可以了。

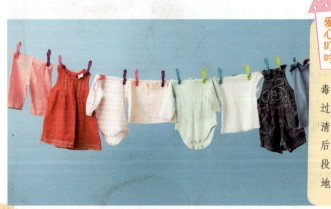

爱心叮咛

宝宝腹泻期间，接触到的床垫、地垫等，不太适合用开水煮、浸泡等消毒方式，可以用消毒剂消毒。不过，用完消毒剂以后最好彻底漂清，直到闻不到消毒剂的味道，然后放在通风透气的地方多晾晒一段时间，让残留的消毒剂更彻底地挥发掉。

避免频繁给宝宝使用湿纸巾、免洗消毒液

使用湿纸巾、免洗消毒液在带宝宝的妈妈中似乎成了一种风尚，成了会带宝宝的标配，仿佛代表着一种更文明的生活方式，但是作为医生，我真的不提倡这种做法，我自己就很少给宝宝用湿纸巾或免洗消毒液，因为，这些东西隐藏着一定的危害。

湿纸巾和免洗消毒液只能在视觉上造成干净感觉

宝宝在外面玩得手脏了或者要吃零食的时候，拿出湿纸巾、免洗消毒液给他擦一擦，看似干净了，但实际上宝宝手上会残留来自湿纸巾的防腐剂、润滑剂、保湿剂等，免洗消毒液中的消毒剂也会残留，当宝宝啃咬手指或者拿食物吃的时候，这些残留物会被宝宝吃进肚子里。

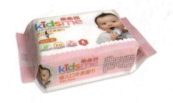

最好用流动水洗手

回到室内，更不要因为贪方便频繁给宝宝用湿纸巾或者免洗消毒液。从户外回到室内后，第一时间彻底洗手是防病的关键。洗手的时候建议用肥皂，搓揉10秒钟左右，放到流动的水中冲干净。

另外，湿纸巾也要少用于擦拭宝宝臀部，有些湿纸巾会使宝宝臀部皮肤过敏。

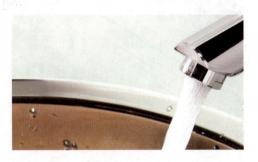

湿毛巾比湿纸巾和免洗消毒液更健康

没有水洗手的时候，建议带几块湿毛巾，这比湿纸巾和免洗消毒液好得多，既能去污垢，也能擦去普通的细菌，剩余的少量细菌擦不掉，正好进入消化道，刺激免疫系统，提高免疫力。湿毛巾可以用塑料袋装起来，并带个空的塑料袋，用过的就放到空塑料袋里，回家后再集中清洗、晾干，下次再用。

爱心叮咛

带宝宝外出时建议多带点水，宝宝手脏后，先倒点水洗洗，然后用干毛巾或者纸巾擦干，也很好。

家长不用紧张，外界没那么多细菌

　　有的家长一出家门，似乎就觉得外面到处是细菌、病毒，宝宝会受到威胁，其实真的不必这么紧张。户外空间开阔，即使有细菌、病毒，浓度也非常低，不足以致病，除非是人流量大的地方或者医院等特殊场合。所以不要因为宝宝到户外了，就频繁给宝宝消毒。

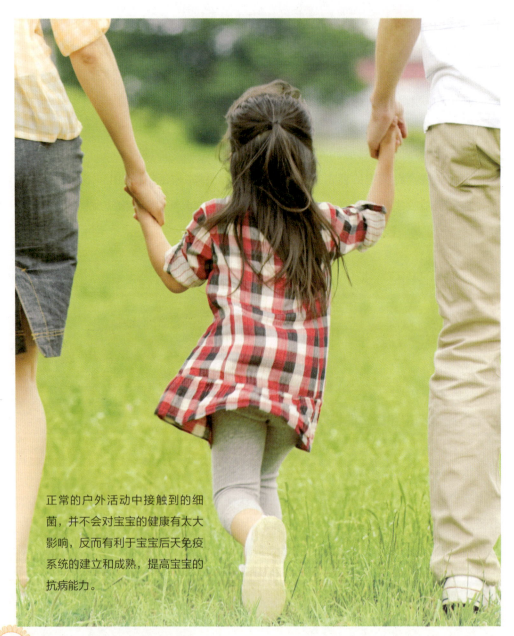

正常的户外活动中接触到的细菌，并不会对宝宝的健康有太大影响，反而有利于宝宝后天免疫系统的建立和成熟，提高宝宝的抗病能力。

宝宝食物放入冰箱有讲究

冰箱里仍然是有细菌存在的，用冰箱给宝宝保存食物的时候，最好密封起来。

冰箱里湿度大，需要干燥保存的食物，如配方奶粉、米粉等，都不能放冰箱里保存，以免结块、变质。

当天不吃的辅食最好放进冷冻室，冷冻能更好地保留营养，而且因为温度更低，细菌量和种类会更少，所以更不容易变质。

已经经过一次冷冻或冷藏的食物，就不要再次冷冻或冷藏了。比如一瓶奶冷藏后，拿出加热再喂，这时剩下的部分就不要再放入冰箱了，因为变质、腐败的概率会升高很多。

冰箱中的冷藏室和冷冻室都是越往里，温度越稳定、越低，保质效果越好，所以用冰箱冷藏或者冷冻宝宝的食物时，尽量往里放，最好不要放在冰箱门上的果蔬盒里。

冰箱要经常清洗，不管是冷藏室还是冷冻室，以免长期积存的细菌污染食物，引起腹泻。

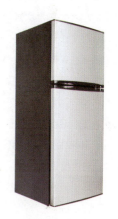

用微波炉给宝宝热食物的 3 个提醒

1 有些资料显示长时间用微波炉加热食物，会导致食物中的蛋白质变性，给宝宝长期吃这种食物对宝宝吸收营养和身体健康肯定是不利的，可能会伤害到宝宝的肝、肾以及神经系统，导致一些脏器功能的改变。不过，偶尔用一下，也不必太担心。

2 微波炉加热，要注意微波炉加热不均的问题，热完辅食之后要搅拌一下，避免烫伤宝宝。

3 用微波炉加热食物，时间一定要稍微长一些，短时间内是杀不死细菌的。

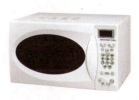

爱心叮咛

从冰箱取出的辅食，要用高温加热20分钟，充分杀菌，才能喂给宝宝。

加湿器使用不当会给宝宝带来不适

加湿器能很好地预防秋冬季干燥气候带给宝宝的不适，对预防因为空气干燥间接引起的感冒也有好处。但是如果加湿器使用不当，也会给宝宝造成伤害。

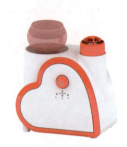

加湿器应常清洗

加湿器内部因为特别湿润，容易滋生霉菌等微生物，这些微生物、细菌一旦产生，就会在再次加湿时，跟着雾气分散到空中，造成室内空气污染。这样的加湿器在带来湿润空气的同时，也带来了细菌，可能会引起新的疾病，比如一种叫做"加湿器肺炎"的病，就是因为不清洗加湿器引起的。

一般来说，加湿器最好每周清洁一两次，将内壁上的污物、水垢彻底清除，这样才能比较好地避免细菌繁殖。

不要直接用自来水加湿

自来水中有一定量的微生物和细菌，还添加了杀菌的氯气，这些物质经过加湿器作用都会分散到室内空气中，进入呼吸道，也会危害健康，建议将自来水加热冷却、沉淀后再用比较好。也有人建议用纯水、蒸馏水，也可以，但是建议加些醋，因为其中没有氯气，也变得容易滋生细菌了，而醋可帮助杀菌。

加湿器要勤换水

长时间不换水和不清理是一样的，也容易滋生细菌，引起疾病，建议每天都要换次水。

不要24小时加湿，湿度太大也容易致病

如果空气太过湿润，呼吸系统和黏膜免疫力会下降，也会诱发宝宝患上流感、哮喘、支气管炎等疾病。建议买一支湿度计挂在用加湿器的房间里，如果湿度超过60%，就关掉加湿器，如果低于40%就打开加湿器。

爱心叮咛

使用加湿器时要注意通风，不要24小时关门闭户，湿润度合适，细菌繁殖也比较快，通风可以有效减少细菌的数量和密度。

家有宝宝，使用空气净化器也有更多禁忌

空气污染近年来也成了妈妈们在照护宝宝时的心头大患，尤其是家处严重污染地区的家长更是忧心，因此，空气净化器就陆续进入一些家庭中。

空气净化器的净化能力并不是无限的

空气净化器只能吸附一些悬浮颗粒物，但却不能清除所有有害物，比如有的产品中的甲醛就无法清除。还有危害性比较大的 PM2.5，不是所有空气净化器都能完全吸附的。所以家长们应尽量选购大品牌的空气净化器，效果可能会好一些。

空气净化器中主要用来吸附悬浮颗粒的部分，在使用一段时间后会满载，再无法吸附其他的悬浮颗粒，如果不清洁或更换，附着其上的污染物会被释放出来，净化器反而会变成污染源。所以，要注意这些配件的使用寿命和维护方法，到需要维护的时候及时维护，避免造成危害。

如果宝宝长时间待在空气净化器打出来的环境中，对外部空气是不是会有不适，这也是我们需要考虑的一个问题。现在有一些宝宝专用的空气净化器，打着打造无菌环境的招牌，这对宝宝来说也是有很大弊端的。

爱心叮咛　不同的空气净化器能净化的空间虽然是不同的，但它们能净化的空间都是有限的，在购买的时候要问清楚，然后结合房间大小购买，否则净化效果会不理想。

多种方式结合净化空气更有效

空气质量不好的时候，比如雾霾严重，不适合开窗通风时，可以打开空气净化器用一会儿。

如果空气质量良好，还是尽量多开窗通风。虽然空气质量好的时候，空气中也会含有细菌、病毒，但是浓度非常小，没有致病性，还能锻炼宝宝的免疫能力。

有些植物也有吸附微尘、净化空气的能力，如吊兰、红杉、绿萝等，可以在家里养几盆。不过这些植物和空气净化器一样，吸附满了微尘等以后就不再吸附而是开始释放，所以要定时把它们放到室外，释放一下吸附物再放回室内。

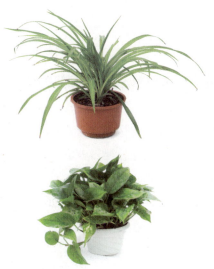

雾霾天如何保护好宝宝

近几年全国各地雾霾污染发生得很频繁。雾霾最大的危害在于PM2.5颗粒，含有各类有害物质，体积却又非常微小，很容易通过呼吸道进入人体内部，其中受危害最重的是人体的呼吸系统和心血管系统。宝宝是雾霾的敏感人群，防护不良可引发感冒、急性气管炎、支气管炎、肺炎、哮喘等。因此在雾霾天要设法保护好宝宝，尽量让他少受雾霾侵害。

减少外出

宝宝身体发育还不是很完善，而且呼吸快，跑动的时候呼吸会更快，吸入的污染物会更多，受到的危害会更重，所以减少外出是防雾霾危害最根本的措施。如果不是必须，有雾霾的时候最好不带宝宝外出，特别是体质偏弱或者体质敏感如有过敏性鼻炎、哮喘等的宝宝最好待在家里。

净化空气

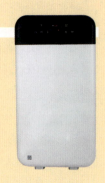

雾霾天宝宝多待在家里会好一些，但是雾霾天不能开窗通风，所以室内也容易出现空气污染问题，这时最好勤给家里做空气净化。可以时不时开一会儿加湿器，让悬浮在空气中的PM2.5颗粒受潮下降到地面，减少对呼吸道的刺激。另外可以勤拖地，阻止地面颗粒物干燥后漂浮起来。

如果有条件购买空气净化器，最好买能过滤PM2.5的空气净化器，放在宝宝主要活动的空间里。

外出要戴口罩，并且要避开早晨

如果需要外出，不要一大早就出去，相对来说雾霾污染在早上最严重，待太阳出来，会逐渐消散一些，所以尽量在早上10点以后再出门。

出门的时候要给宝宝戴上口罩。不过戴口罩要注意，还是不要戴专业的防霾口罩如N95为好。专业防霾口罩，在阻挡PM2.5颗粒的同时，也会减少空气进入量，可能会导致宝宝缺氧。有的宝宝不会表达，可能会引起窒息。一般戴纯棉材质的普通口罩或者医用纱布口罩就可以。虽然这些口罩不能特别有效地隔离PM2.5，但是比不戴要好。

多喝水、勤漱口，多吃排毒食物、杀菌食物

PM2.5颗粒是通过口鼻进入身体的。建议多给宝宝喝水，喝水可以让进入体内的PM2.5颗粒尽快排出体外。另外多漱口，把存留在口腔和咽喉处的有害物质冲刷出来，也可减少伤害。

具有排毒、清肠作用的食物可以帮助人体将体内垃圾、废物等有害物质尽快排除，可以多给宝宝吃一些这样的食物。此功能较强的食物是木耳、蘑菇等菌类，此外萝卜、百合等也都适合在雾霾天吃。萝卜清肠功能很好，能帮助排出宿便，百合则可以提高肺部的抗病毒能力。

另外大蒜、大葱类食物有杀菌作用，在雾霾天也可以给宝宝吃一些。雾霾天里各种细菌都比较活跃，适当吃些杀菌食物能在一定程度上预防感冒及其他呼吸道疾病。

还要注意一点，不要给宝宝吃一些刺激性强的食物，如辣椒、油炸食物等要少吃，以维护呼吸道及肺部的功能和健康。

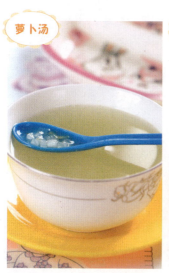
萝卜汤

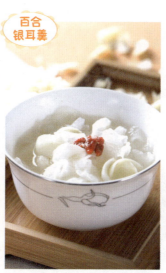
百合银耳羹

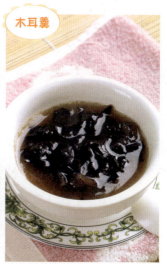
木耳羹

营养合理，饮食清淡，保护并提高免疫力

雾霾天容易引发各种疾病，所以提高宝宝免疫力，预防生病是必需的。要提高宝宝免疫力就要注意营养均衡，合理安排饮食结构，别让宝宝缺了营养。另外，多给他吃一些有助于提高免疫力的食物。

1.多吃富含维生素的食物。维生素对维护免疫系统健康有重要作用，其中维生素A、维生素C最重要。富含维生素C的水果、蔬菜要多吃，含有维生素A的蛋黄、胡萝卜、动物肝脏也要搭配食用。

2.多吃富含锌、铁的食物。锌和铁也是维持免疫力不可缺少的营养，在雾霾天要多给宝宝吃富含锌、铁的肉类和深绿色蔬菜。

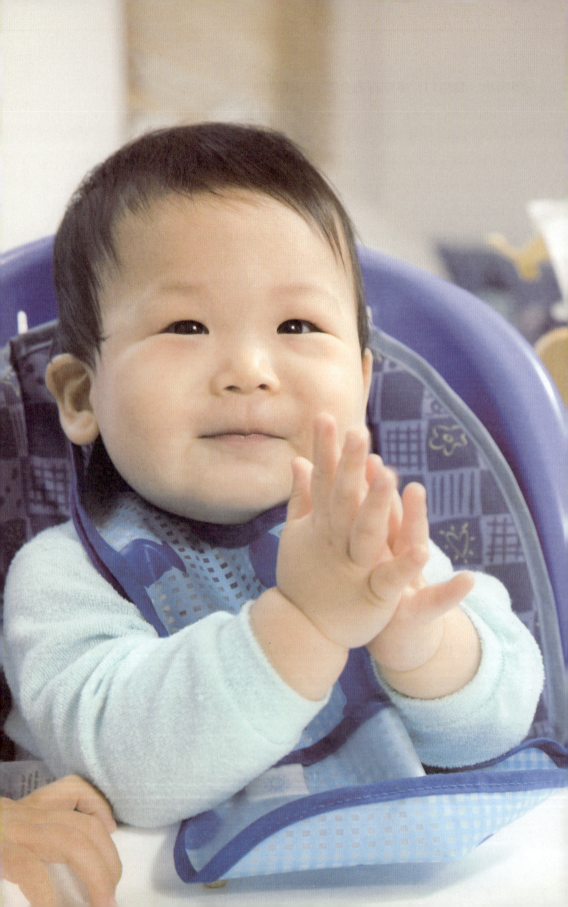

宝宝异常状况篇

宝宝活泼好动，抵抗力比大人弱，经常摔了、磕了或者偶尔头疼脑热，都是很正常的，关键是家长如何处理。处理得好，宝宝恢复得快，一家人都轻松；处理不当，很可能错过治疗的最佳时机，大人宝宝都受罪。

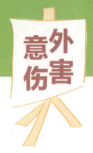
积极预防并学会急救方法

儿科医生认为家长应该学习的两种急救方法

人工呼吸和心肺复苏这两种急救方法，作为儿科医生的我认为家长最好学习一下，能在关键时刻救宝宝一命。

学会做人工呼吸

当宝宝昏迷、呼吸微弱或者已经没有呼吸，但心跳仍然存在的时候，为了给宝宝提供必要的氧气，维持血液循环，就应该进行人工呼吸，家长们可以按照以下步骤进行操作。

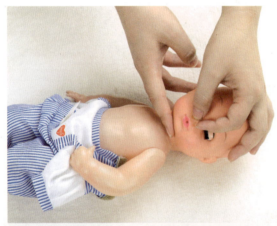

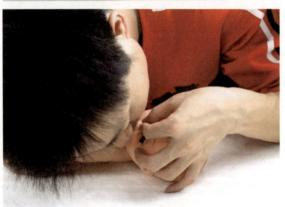

1 用压额举颌法打开呼吸道。让宝宝平卧，大人一手放在宝宝下巴底下中央旁开两指处，一手放在额头上，两手同时用力，抬高下巴，压低额头，让头部成略向后仰的姿势，保持气道通畅。

2 判断有无自主呼吸。将脸及耳朵靠近宝宝的口鼻处，眼睛看着胸口，感受有无呼吸的声音和气流，观察宝宝胸廓有无起伏。

3 实施人工呼吸。如果宝宝呼吸很弱或者没有呼吸，也看不到胸部起伏，就要进行人工呼吸，口对口缓慢往宝宝口内吹气两次，每次持续1秒钟，停顿1秒钟。吹气的同时观察胸部有无起伏，以胸部略微隆起为好，力度不能太大，避免损伤肺泡。如果第一次没有效果，也就是宝宝没有恢复自主呼吸，就要再次压额举颌进行人工呼吸，直到宝宝恢复自主呼吸。

学会做心肺复苏

如果心跳停止了或者非常微弱，要马上进行胸外心脏按压，做心肺复苏，家长们可以按照以下步骤进行操作（最好经过专业训练）。

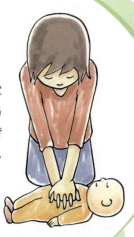

找到正确按压位置

将一只手的手掌根放在宝宝两乳头连线的中点胸骨上，另一只手平行放在这只手的手背上，两只手手指交握，手臂绷直，垂直于手背。

把握正确按压频率

以每分钟100次的频率垂直向下按压，每次使胸廓下陷1/3~1/2，1周岁以下的宝宝胸廓下陷需要达到4厘米，大点的宝宝需要达到5厘米。然后放松，让胸部回弹。在每次压到最低点的时候，要有明显的停顿时间，然后放松。要一直平稳、规律地操作，中间不要有间断，反复进行，也不要太急促。

吐奶不是病，但误吸可引发窒息

三四个月以内的宝宝比较容易吐奶，这是由宝宝发育不完善的身体特点造成的，大部分都是生理过程，不必紧张。

我们的食道和胃之间有个贲门，当食道内的食物将进入胃里时，贲门是开放的，食物进入后，贲门就关闭，使胃里的食物不会反流回食道。但是半岁以前的宝宝贲门相对松弛，如果胃里空气较多，胃内压力大，胃里刚吃下去的奶液就会冲出贲门，进而从嘴巴吐出来。另外，成人的胃是垂直的，而宝宝的胃是水平的，这也使得他容易吐奶。

区分呕吐和吐奶

正常吐奶时，奶液是平静、自然地流出来的，如果呈喷射状吐出来，甚至连鼻孔里都有奶液，那就是呕吐了。如果频繁吐奶还伴有发烧、咳嗽、腹泻、腹痛，说明宝宝可能患上了感染性疾病，有可能是感冒、肺炎、肠炎、脑炎、脑膜炎，也有可能是消化道畸形，比如幽门狭窄、肠套叠等，要尽快去医院检查。

吐奶后防误吸才是最需当心的

宝宝吐奶不可怕，可怕的是吐奶后误吸入气管，引起窒息。所以宝宝刚吃完奶

爱心叮咛

宝宝吐奶之后，不要马上喂奶或者喂水，以免呕吐。一般要等30分钟左右，等宝宝精神恢复了，想再吃奶的时候就可以喂了。

的时候尽量不要让他仰卧，最好侧卧。仰卧时吐奶最容易发生误吸。

如果在仰卧时发生了吐奶，要迅速帮宝宝改为侧卧，并且把毛巾垫在宝宝脸部下方，抬高上半身，让吐出的奶液顺着嘴角流下，避免呕吐物进入气管及肺部。然后用干净的小手帕或者纱布裹着手指将宝宝口腔内残留的呕吐物擦干净，保持呼吸道顺畅。

清理完后，还不能放松，要多观察宝宝的面部表情，如果脸色变暗、变红、变紫或者有憋气的现象，说明呕吐物已经进入气管了。这时候要马上让宝宝俯卧在大人膝上或者硬板床上，然后用力拍打其背部四五次，使宝宝咳出吸入物。

频繁吐奶需要调整喂养方式

尽管吐奶是个生理过程，但是频繁吐奶也会让家长心焦不已，而且会影响宝宝的营养摄入及身体发育。一般改变一下喂奶方式，就能有所改善。

减少每次吃奶的量，而增加喂奶频率。不要让宝宝一次性吃太饱。这样可以给胃留一些空间，减少胃内压力，吐奶自然会减少。

喂奶方法要正确，别让宝宝在吃奶时吸入太多空气。如果用奶瓶喂，要把奶瓶的底部举高，让奶液充满奶嘴，不要一半空气一半奶液。奶嘴出奶孔要合适，出奶孔如果太小，宝宝需要用更大的力气吸吮，就容易吸入更多空气。出奶孔也不能太大，太大的出奶孔，宝宝吸奶太急，也容易吐奶。如果喂母乳，要让宝宝把大半乳晕都含入口里，不要只噘乳头，以免吸入太多空气。

学会给宝宝拍嗝。宝宝吃完奶后，让他趴在大人肩头或者坐在大人腿上，然后轻轻拍打他的背部，过一会儿宝宝就会打几个嗝，打完嗝就可以放心了。如果拍不出嗝，可能是空气夹在奶液中间了，可以让宝宝直立二三十分钟，让胃里的空气上升。这段时间可以抱着也可以让宝宝自己斜躺着。

宝宝咳嗽严重的时候要预防吐奶

宝宝贲门松弛，打嗝都可能导致吐奶，咳嗽就更容易引起吐奶，特别是连续咳嗽的时候更要注意预防。当宝宝咳嗽的时候最好把他竖直抱起来，以免误吸呕吐物。另外，如果在吃奶的过程中，宝宝咳嗽了，会引起呛咳。如果这时奶阵再下来，持续的奶水流入宝宝口中，呛咳会加重，甚至导致吐奶。预防的方法就是宝宝吃奶过程中咳嗽时，要马上停止喂奶。

宝宝气道进入异物的预防与急救法

气道也就是气管，进入异物，最危险莫过于可以瞬间引发窒息，抢救不及时死亡就不可避免了。有些即使抢救过来了，因为大脑缺氧时间太长，也可能会造成神经系统的损害，留下终身残疾，所以一定要做好预防。

气道异物预防是关键

发生气道异物时留给抢救的时间不多，这是最大的问题，大多数时候都是无力回天。

认识会引起气道异物的危险品，慎重对待它们。引起气道异物的有可能是食物，也有可能是其他物品，父母要认真把它们找出来。食物包括瓜子、花生、松子、开心果、糖块、果冻、鱼刺等，非食物包括螺丝钉、笔帽、瓶盖、硬币、玩具上的小零件等，这些细小物品都不应放到宝宝能接触到的地方。

给宝宝吃鱼要小心鱼刺卡喉。鱼刺进入气道，可能会引起窒息。但即使没有进入气道，滞留在食道，也可因为引起食道严重水肿，压迫会厌软骨，使之不能打开，使空气无法进入气道，而导致宝宝窒息。给宝宝吃鱼的时候，建议选择鱼刺少的品种，比如鳕鱼。另外可以给宝宝吃鱼的头部和腹部的肉，这里没有鱼刺，其他部位就别给宝宝吃了。

吃饭的时候笑闹最容易使异物进入气道，所以大人不要在宝宝进食的时候逗他笑或者跟他玩。如果宝宝哭闹不肯吃药，不要强灌，以免引起呛咳，甚至窒息。

安全意识的培养以及安全教育还是不能少的。一定注意不能让宝宝养成边吃边玩的习惯，更不能吃东西的时候把头仰起来。宝宝只要摔跤或者大笑，头向后仰的时候，口腔里的东西就很有可能会进入气道。

宝宝发生气道异物，家长要镇定

宝宝吸入异物后，家长要马上镇静下来，不要浪费抢救时机。先看宝宝的反应，判断异物对呼吸的影响。如果宝宝剧烈咳嗽，但没有出现憋气、烦躁、嘴唇发紫等这些表示呼吸困难的现象，问题就不大，可以任由宝宝咳嗽，看异物是否能掉出来。如果掉不出来，可以用气道异物的急救法帮助宝宝排出异物。

爱心叮咛

宝宝吃果冻的时候，要看着他，不要让他仰起头吸，要告诫他一点一点咬着吃。果冻卡入喉咙时会严严实实堵住气道，发生窒息转而死亡的概率是很高的。

海姆立克急救法

这是气道异物的标准急救法（1周岁以内的宝宝不适合此法），通过对上腹部迅速施压，挤压膈肌瞬间上升，使胸腔内的气体骤然增加，并冲出气道，从而利用气体的冲力，使异物排出。具体方法如下：

1 大人要站在或者跪在宝宝的身后，双臂环抱宝宝腰部。

2 大人一只手握拳，大拇指正对着宝宝腹部中线脐部以上、胸骨以下的位置，然后另一只手握住握拳的手，向上快速按压，反复进行，直到异物排出。

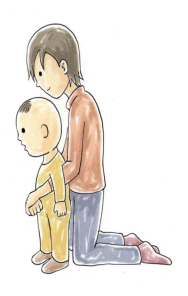

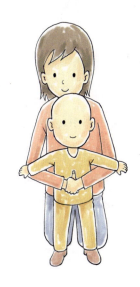

拍背压胸法——适用于1周岁以内的宝宝

1周岁以内的宝宝不适合用海姆立克急救法,适合的方法是拍背压胸法。先用拍背法,如果宝宝没吐出异物;再将宝宝翻过来,使其面朝上,用压胸法,两动作反复交替进行,直至异物吐出。

拍背法

施救的时候,先让宝宝趴在大人前臂上,一只手托着他的头部和颈部,宝宝头部朝下,然后用另一只手的掌根部,以1秒1次的速度,连续拍击5次背部和肩胛骨之间的部位,直到异物排出。

压胸法

将宝宝放在腿上,使其面朝上,一只手固定他的头颈部及胸部。另一只手的中指和食指放在宝宝两乳头连线的中间位置,仍然以1秒1次的速度,连续快速按压5次,直到异物排出。按压的时候,力度不能太小,每次保证按下的深度要达到胸廓的1/3或1/2。

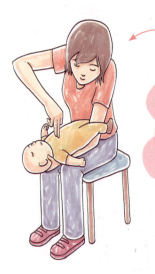

如果宝宝已经出现憋气、烦躁、嘴唇发紫等紧急缺氧的状态,家长要马上拨打急救电话,等待救援。在等待救援的同时,上述的急救要持续进行,直到医护人员到来。

如果宝宝已经没有了呼吸和心跳,要马上采用我们前面讲过的心肺复苏法进行急救。

爱心叮咛

发生气道异物,千万不要胡乱拍打宝宝背部,也不要将手指伸进喉咙抠取异物,这样做反而会使异物更加深入。

警惕宝宝误服药品或毒物

误服药物或者药物服用过量给宝宝造成的损害是非常巨大的，极易导致肝肾功能损伤，严重的还可能导致脑病、心肌炎、多器官损伤甚至死亡等。比如退热药，宝宝吃过量了会出现心跳剧烈加快或减慢，极容易休克，抢救不及时就会死亡。另外有些家用物品虽然不是药品，但使用不当对身体的伤害也不小，如漂白剂、洁厕剂、花露水。

警惕宝宝中毒

所有的药品或者带有毒性的物品都应该放在远离宝宝的地方，并尽量放在高处，即使宝宝踩着凳子也拿不到的地方。如果放的地方比较低，就要加把锁。	不要随意更换药品或者有毒物品的包装，特别是不能用装食物的瓶子、罐子装药品和有毒物品，以免宝宝误以为是食物而吃下去，而且大人有时候忘记了，也可能会弄错。
用过的药品或者有毒物品，要马上收回放好，不要随便丢在一边不管。	教给宝宝相应的知识，让他具备一定的安全意识，是必要的。平时吃药的时候或者自己用到一些有毒物品时，应该多句嘴，跟宝宝解释一下，避免他的好奇心泛滥，自己去探索。

误服药物、毒物的紧急应对和就医

如果宝宝误服了药物或者有毒物品，第一步先弄明白引起中毒的是什么物质。如果不是强酸、强碱、煤油、汽油等物质，可先催吐，清除胃内毒物，并尽快送医治疗。

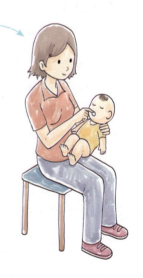

催吐方法

如果宝宝在 2 周岁以下，可一只手抱着宝宝，直接用另一只手的手指或将筷子、棉棒等深入宝宝口腔，轻轻擦拭咽喉部，引起恶心，以达到催吐的目的。如果宝宝超过 2 周岁了，可以先让他喝下大量清水，然后再催吐，效果更好。

如果宝宝中毒症状比较严重，已经出现昏迷、惊厥、呼吸困难等症状，催吐就不适用了，要马上打急救电话或者马上送医。

如何服用解毒物品急救

· 如果能辨明药物或者毒物性质，可以在催吐以后服用相应的解毒物品，减轻毒物对胃黏膜的损害。

· 如果是强碱药物或者毒性物质，可立即服用醋、柠檬汁、橘汁等。

· 如果是强酸物质，可服用肥皂水、生蛋清等。不管是强酸、强碱，都可以服用牛奶、豆浆、生蛋清保护胃黏膜。

· 如果喝的是碘伏，应该给宝宝喝米汤、面糊等淀粉类物质，阻止人体吸收太多碘。

· 如果喝的是止痒药水、驱蚊药水，要多喝浓茶，让茶叶中的鞣酸沉淀有毒物质。

· 如果发现宝宝服下药物或者毒物已经超过 4 个小时，催吐就没有意义了，有毒物质已经到达肠道了，这时候需要灌肠或者服用泻药，多喝水，加快体内毒物排出。

爱心叮咛

宝宝中毒后，家长要先辨明是什么有毒物品引起的，在带宝宝就医的时候要随身携带剩余的有毒物品，供医生参考。

变质食物也要注意

除了药品、有毒物品会造成中毒，变质的食物引起的中毒反应也是不容小觑的。

尽量不要给宝宝吃剩饭剩菜，特别是已经搁置了好几天的剩饭剩菜。剩饭剩菜最好当天吃完，中午剩下的晚上吃完，霉变的可能性较低，不会有太大危害。即使这样，吃的时候也要充分加热，保证高温加热 20 分钟以上。

门诊案例

有一次，诊室里来了一位母亲带着一个女儿和一个 3 周岁的儿子，小男孩上吐下泻，脸色泛白。家长自述，几天前出门时没喝完的一瓶饮料，就放在茶几上，几天后回家两个孩子抢着喝了，女儿喝得少点，儿子喝得多点，女儿没事，儿子出问题了。这可以肯定那个小男孩食物中毒了，因为放了几天的饮料已经变质了。后来对小男孩进行了洗胃、灌肠，洗完胃后小男孩仍然不能进食，输了几天营养液，肠胃才缓过来了。

眼里进异物，别揉

如果宝宝闭着眼睛哭，不敢睁眼，同时用手揉眼睛，可能是眼睛里进入异物了。这时候要马上握住宝宝双手，不要让他继续揉搓，以免造成更深的伤害。然后进行紧急处理，紧急处理后如果仍有不适，要尽快送医院。眼睛进异物，如果处理不及时可导致结膜炎或者角膜炎，严重的会影响视力。

眼睛进异物的紧急处理方法

如果是自控能力差的小宝宝

1. 首先要控制住他的双手以免他揉搓眼睛。

2. 马上准备一碗干净的水，可以是凉白开水也可以是瓶装的纯净水或者矿泉水。

3. 再拿一把干净的汤勺。抱着宝宝，把宝宝的头侧放在大人胳膊上。左眼有异物就左眼在下，右眼有异物就右眼在下。这时候大人一只手用勺子取水，缓缓倒在宝宝眼睛上冲洗。冲洗的时候另一只手要扒着宝宝的上下眼皮，反复开合，让异物随着水流流出。持续冲洗5分钟以上。

如果进入眼睛的异物量比较大或者是腐蚀性比较强的物质

要用大量的水快速冲洗，持续冲洗30分钟以上。冲洗一定要及时，能有多快就多快。如果能快速弄到一盆干净的水，就把宝宝脸部浸入水盆，大人就用手指扒着他的眼睛开合，尽量快速地将眼睛内的强腐蚀液体全部冲出。

如果是能理解大人语言的大宝宝

用水冲洗眼睛的时候，可以告诉宝宝自己眨眼睛。把他的脸部浸入水盆的时候也可以让他自己眨眼睛。

如果是生石灰进入眼睛

不能直接用清水冲洗，清水和生石灰会发生反应，产生热量，反而会灼伤眼睛，正确的方法是用毛巾或者手帕将大部分的石灰拨出来，然后再用大量清水冲洗至少 15 分钟。

如果进入眼睛的是铁屑、玻璃、瓷器等

可能已经扎入晶体了，有的甚至可能扎到角膜上了，最好不要自行去取，要让宝宝闭上眼睛，迅速送医院急救。

预防宝宝眼睛进异物的 5 个细节

1 当宝宝还小、整天躺在床上的时候，放在他头部上方的物品一定要干净，不要有细小的绒毛、灰尘附着，清理宝宝头部上方物品的时候，要抱走宝宝，避免清理过程中掉下来的细碎异物进入宝宝的眼睛。

2 给宝宝擦拭眼屎的时候，要注意方向，用手帕向远离眼睛的方向带，不要顺着眼睛擦，以免把干的眼屎或者眼睫毛带到眼睛里面去。

3 宝宝长到五六个月的时候，躺着时经常会把手脚举到眼睛上方看，要确保宝宝的袜子和袖子上没有粘着小颗粒，以免小颗粒进入眼睛。

4 大人换床单被罩的时候要避开宝宝，床单或被罩上可能会有一些灰尘、绒毛，举高抖落的时候可能会直接崩到宝宝眼睛里。

5 宝宝玩沙子时要预防沙子进入他的眼睛，要告诫宝宝不要把沙子扬起来。有风的时候，扬起的沙子很可能进入眼睛里，最好让他背着风玩。玩沙子的过程中不要让他用手去揉眼睛，玩后要第一时间帮他洗手，避免不注意的时候宝宝揉眼睛，把沙子揉到眼睛里。

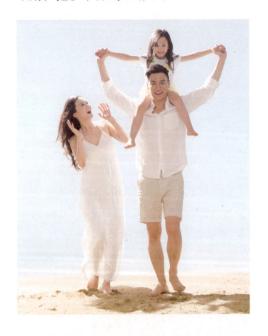

耳朵进水要正确处理

耳朵进水也会让宝宝不适。如果宝宝在洗澡或者游泳后有抓挠耳朵的动作，看看耳孔是否比较湿润，如果比较湿润，可以找个松软的小棉花团放在他的耳道口。棉花吸水性强，三五分钟后就能把耳朵里的水吸出来，之后把棉花团取出就可以了。

由于耳朵的特殊结构，即使进水，也都在比较浅的地方，不要用棉花棒伸入耳朵清理，棉花棒不仅不利于清理积水，还会把耳内分泌物及脏污推向更深处，进而引起发炎。

耳朵疼，看看是不是中耳炎

如果宝宝耳朵疼，还伴有发烧，要警惕是不是患了中耳炎。这个时候家长一般很难判断，也很难看清耳道里面的情况，因为大部分宝宝耳朵里都有耳垢积存，所以最好带宝宝去医院，找耳鼻喉科医生检查。专业医生能够直接取出耳垢，并用药水冲洗，然后就能准确判断是不是中耳炎了。

爱心叮咛

宝宝有时候会把一些细小的东西塞到耳朵里，引起炎症，大人要做好监督和预防。另外，不要当着宝宝的面掏耳朵，以免他模仿，捅伤耳膜。

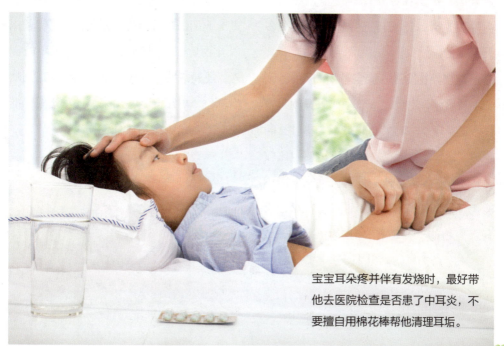

宝宝耳朵疼并伴有发烧时，最好带他去医院检查是否患了中耳炎，不要擅自用棉花棒帮他清理耳垢。

鼻腔异物，不要自行掏

宝宝贪玩，又没有分寸，把小东西塞入鼻孔的大有人在，我自己从医这些年见过塞豌豆的、塞花生米的、塞纽扣的、塞泡沫的、塞珍珠的，不一而足。宝宝鼻腔里有异物的时候，家长最好不要自行去掏，没受过专业训练的人会使异物越掏越深。

光滑异物可自己掉出来

鼻腔内的分泌物湿滑，能起到一定的润滑作用，而且一般刚进去的异物，不会太深，都是在鼻软骨的位置，如果异物外表光滑，让它自己掉出来还是没多大困难的。

建议异物刚进入宝宝鼻腔的时候，家长不要紧张，先观察一下。如果异物只塞住一侧鼻子，一时半会儿是不会有什么问题的，就是鼻塞而已。宝宝不适感也比较轻，没有必要着急地去处理。观察看能不能让异物自己掉落出来，可以尝试堵住没有塞异物的一侧鼻孔，让宝宝使劲擤鼻子，看能否把异物擤出来。

不能自行掉出的异物要请医生取出

鼻腔进入异物后，如果不能自行掉出，就要带宝宝去医院向医生求助。医生尽管也是用镊子把异物取出来，但他们受过专业训练，用套挤的方式，能将镊子深入异物后部将异物带出来。如果不能深入，还能在特殊的体位下，将异物送到咽喉部位，再让宝宝吐出来。动作迅速、准确，不会给宝宝造成任何伤害。

爱心叮咛

鼻腔异物一般不会造成很大不适感，所以宝宝不会哭闹，家长要多注意宝宝，发现他的异常举动。异物在鼻腔里存留时间太长，如果是植物类的，会腐败、变臭，容易引起鼻腔感染、发炎；有些异物则可能会变成结石，粘在鼻黏膜上，就需要手术取出了。

宝宝被蚊虫叮咬不能掉以轻心

被蚊虫叮咬抓挠破后，可能会导致局部感染，出现脓包，引起发烧，治疗不及时还可能会引发败血症、肾炎、脓毒症等，虽然概率极小，但还是有的，所以家长对这件小事不能掉以轻心。

门诊案例

有一次接诊一个烧了一夜的 22 个月的宝宝，没有上呼吸道感染的症状，经过化验发现血象高，最终发现宝宝小腿上有很大一个肿块，中间有个白点，化脓了，是被毒虫叮咬的，这才是导致他发烧的根源，需要用抗生素治疗。

现在还没有很有效的防蚊虫叮咬的方法，只能尽力避免。有宝宝的家庭平时要注意防蚊虫，一旦宝宝被叮咬了，要注意不能抓破。

居家防蚊虫的 4 个方法

1 给所有窗户安装纱窗，如果门经常开着，就要安装纱门，此外还要检查一切缝隙，只要有缝隙就要堵上，比如有排风扇，最好也装纱窗。也可以在宝宝睡床上安装蚊帐。

2 家里不要有积水，积水是蚊子最好的孳生地，最好不要养水生植物或者需要保持较大湿度的植物，容易孳生蚊子。夏秋季节可以把这些植物搬到室外去。

3 各下水口包括洗手池、洗衣机、鱼缸、马桶连接的下水口都可能会孳生蚊子，要时常清理，可以经常用清水冲洗。另外可以用纱布做成网罩，罩在上面，阻止蚊子飞上来，也是个防蚊的好方法。

4 有些植物有驱蚊虫的效果，比如干橘子、玫瑰花等，可以在宝宝的卧室里放一些，也能起到保护作用。此外大蒜、大豆油、维生素 B_2 也都是安全有效的驱蚊剂，可以把大蒜切片放到门窗处，防止外部蚊虫进入室内。

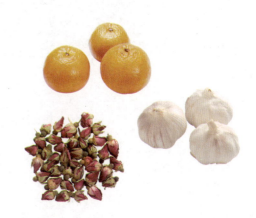

被蚊虫叮咬后首要任务是止痒

蚊虫叮咬后，又痛又痒让人忍不住要去抓挠，抓挠破皮后就比较容易引起感染了。控制抓挠对宝宝来说最难，需要家长提前预防。

把宝宝的指甲剪短、磨秃，这样宝宝即使抓挠，也不容易抓破皮肤，感染的可能性就降低很多了。

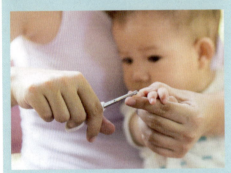

及时发现宝宝不适的举动，只要发现他抓挠，就用药物帮他止痒，市售的清凉油、花露水都可以涂抹叮咬处，能短时间缓解痛痒感。另外也可以用复方炉甘石洗剂、硼酸水冷敷等，或者把阿司匹林碾碎加水调成糊状涂在患处，也能减轻不适感。民间还有一些妙方也可试试，比如用香皂蘸水涂擦，效果也不错。

爱心叮咛

大蒜涂抹被叮咬处，虽然也能止痒，但是宝宝皮肤幼嫩，大蒜对宝宝来说刺激太大了，不建议使用。

爱心叮咛

如果宝宝被蚊虫叮咬后，在非叮咬处也出现红肿硬块，说明发生了过敏，需要看医生，用些抗过敏药物。

发炎感染要视情况用药

蚊虫叮咬后，如果发生了感染，要视情况严重程度用药。如果只是局部感染，又红又硬，宝宝没有发烧，感染症状还比较轻，可用酒精、碘酒等消毒后，再用些百多邦、金霉素眼膏或者浓度为 1%~2% 的龙胆紫涂抹，预防进一步感染。

另外，感染后不能用手挤压患处，不当的挤压会让细菌进入血液，引起严重感染。这时要静待脓肿成熟，当红肿变软了，表面出现白点，表明就快痊愈了。如果白点比较小，可以由它自行破溃、吸收；如果化脓面积较大，则需要看医生，进行引流处理。

如果宝宝发烧了，还伴有寒战，说明发生了严重感染，此时患处往往肿得很大，这时候就要及时就诊了。除了要处理局部的脓肿，还要口服用药，使用抗生素进行治疗。

宝宝掉下床，妈妈莫惊慌

因为掉床而发生严重损害的比较少

一般家庭，床离地面的距离只有四五十厘米，宝宝的体重又不大，从这个高度掉下去，最后受到的冲击力并不大，而内脏有胸骨保护、大脑有头骨保护，而且1周岁以后再掉下床的时候宝宝会用手撑着地缓冲一下，所以如果没有特别巧合的角度，一般不会造成严重伤害，就算有伤也只是瘀伤、挫伤等小问题。

门诊案例

有一次，一位年轻妈妈抱着8个月的宝宝来就诊，因为掉下床了，我看了看宝宝，精神非常好，两只眼睛好奇地骨碌碌地四处看，我摸摸他的手，他反手就把我的手抓住了，一逗就笑，没什么问题。又问了这位妈妈，宝宝从掉下床到就诊为止，已经过去一个多小时，我就告诉她宝宝看来没有问题，回去继续观察，24小时后，没有嗜睡、尖叫、呕吐等，就没关系了。其实，宝宝一般从床上掉下都不会有多大损伤，没必要跑医院来折腾宝宝。

宝宝掉下床时正确的做法

不要马上抱起宝宝，先观察10秒，确定没有活动性出血，身体运动无障碍，才抱起来哄。如果流血了，要马上用干净毛巾按压止血，并带宝宝到医院检查、处理。如果发现宝宝不敢动某侧肢体，可能就是受伤了，抱起宝宝的时候要注意保护这侧肢体，避免形成二次损伤。

看看宝宝身上有没有瘀伤，如果出现血肿，可用冷毛巾冷敷消肿、止血，如果3天后瘀血仍然不散，再用热毛巾敷。

宝宝掉下床之后的24小时，要注意观察，是否活动如常，有没有出现嗜睡、尖叫、异常动作等，这类现象预示着宝宝可能神经系统受到了损伤，一旦出现要送医院检查。24小时后仍然神志清楚、行为正常，就没问题了。

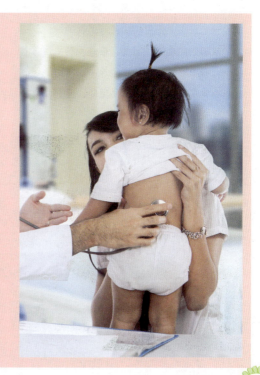

宝宝常见外伤出血情况的处理

宝宝外伤最容易发生的年龄段是 1~4 周岁，此时的宝宝什么都想试试，却又没有能力和意识防范危险、保护自己，所以出现割伤、划伤等外伤的频率就特别高。当宝宝避无可避地受了外伤后，只要不是很严重，就不必担心，即使流很多血，也不必害怕，只要止血外加预防感染就可以了。

家长多想一步，可减少大部分意外伤害

家里一切带尖、带刃的物品都要收纳好，放在宝宝拿不到的地方。另外，茶几、洗手台、电视柜、餐桌等的尖角最好包起来，特别是现在有些家具是玻璃制品，尖角更硬、更利，容易伤害宝宝，包起来为好。

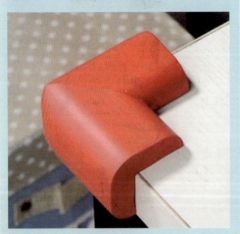

宝宝在身边的时候，大人手里不能拿着带尖或者带刃的物品，如果需要用到，尽量在高于宝宝很多的高度操作，避免宝宝撞上。

不能随便摸、随便碰的危险物品都要告诉宝宝，告诉他可能发生的后果，还可以作势要刺或者扎一下宝宝，让他感觉到恐惧、害怕，印象会深一点。同时要教导宝宝不能拿着尖锐的东西跑动，比如拿着筷子、笔等跑动，容易在摔倒时扎到自己。一旦出现上述情形要严厉批评宝宝，让他以后不再犯。

宝宝 2 周岁以后，具备了一些使用针、剪刀、刀等能力，家长可以告诉宝宝正确的使用方法，告诉他怎样才可以避免受伤。一旦家长离开，就应该把这些用品收起来，不能让宝宝独自使用。

擦伤的处理

擦伤多发生在宝宝摔倒后，一般不是很严重，不过如果是在户外摔倒的，伤口里可能会有砂粒、尘土等污物。这样的擦伤必须先清理伤口，可以用清水冲洗，将污物清除，然后用医用酒精、碘伏擦洗伤口周围皮肤，最后视擦伤情况，看是否需要用消毒纱布、创可贴包扎，或者不包扎。

如果伤得比较严重，伤口污物很难清理掉或者受伤部位肿胀、疼痛严重、血流不止，最好去医院处理。

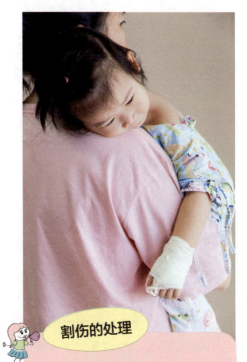

割伤的处理

刀具、碎玻璃及任何边缘锋利的物品都可造成割伤。割伤一般较深，出血比较多，所以割伤的时候，首先要止血，用清洁的毛巾或者纸巾按压伤口5~15分钟。血止住以后，用医用酒精或者碘伏擦拭伤口周围皮肤进行消毒，然后用消毒纱布或者创可贴包扎。

手指割伤，流血不止的时候，止血也可以用橡皮筋，扎住割伤部位上面的部位，阻断血流，但是捆绑橡皮筋的时间不能超过15分钟，否则容易造成肢端坏死。

如果出血止不住，说明伤口比较深，面积比较大，要在继续施压的同时迅速去医院处理。

裂伤的处理

裂伤是一种比较严重的伤口，是肌肉撕裂才出现的，一般都需要缝合，自己是处理不了的，所以要尽快去医院。去医院的同时，要用干净毛巾按压止血。原则上24小时内缝合就可以了。不过，越早缝合，感染的可能性越低，也越不容易留疤。

爱心叮咛

不管是什么伤口，只要是发生在颜面部位的，最好到医院处理，避免处理不当留下疤痕、印痕等，影响宝宝面部美观。

刺伤的处理

1. 一定要先洗手，使用的工具也要先消毒，否则容易导致细菌进入。

2. 先看是否有异物残留在皮肉中，如果异物有一端露在外面，可以用镊子夹住取出。镊子尖端先用火烧一下消毒，冷却后再用。如果异物全部埋藏在皮肤下面，可以用缝衣针挑破皮肤取出。缝衣针也要先消毒，可以泡在医用酒精中几分钟。

3. 伤口没有异物了，需要用力挤压伤口，使其中的污血排出，同时也将细菌排出来，减少感染概率。

如果刺伤宝宝的是玻璃，锐角多，伤害可能会比较大，血管和肌肉可能都会受损，不提倡自行在家里解决，应尽量去医院。如果异物难以拔除，或者拔除了一部分，还有一部分滞留皮下，也要去医院，需要做个小手术将异物取出来，然后消毒，预防感染。

抓伤的处理

宝宝聚集在一起玩耍，发生争执时很容易被抓伤，这样的抓伤一般不会很严重，回家用流动的水冲洗一下就可以，过几天就会痊愈，也不会留下疤痕，不必担心。但是如果伤口比较深，过后宝宝出现发烧现象，可能是感染了，就应该尽快就医治疗，以免病情恶化。

所有的外伤在进行了紧急处理之后，都要注意预防感染，需要每天用医用酒精擦拭伤口周围皮肤一两次，直到伤口愈合。在愈合之前一旦出现发烧的症状，就要尽快就医。没有感染的情况下，轻伤一两天就无碍了，较重的伤1周左右也基本痊愈了。如果感染了，最少都得10来天才能痊愈。

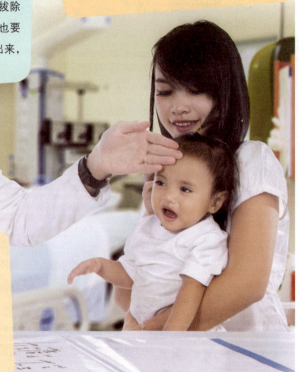

爱心叮咛

宝宝刺伤以后，不管是在家里处理的还是在医院处理的，建议最后最好打一针破伤风针预防一下。刺伤因为伤口深，容易有细菌残留，所以诱发破伤风的可能性较大。

夹伤、砸伤的家庭护理

大人关门时不注意宝宝，宝宝的手在门框上可能被门缝夹伤，宝宝独自开关抽屉、橱柜门等也可能被夹伤，还可能被高处掉落的东西砸伤。这类伤都容易瘀血，如果夹到手或砸到脚，还可能造成骨折。

夹伤、砸伤要先冷敷后热敷

夹伤、砸伤的时候，容易瘀血。如果只是白色的印子，没有肿起来，也没有发紫，说明不严重，可以不予理会，很快就会复原。如果伤处又红又肿，就说明瘀血了，可按如下方法处理。

冷敷，用毛巾包着冰块或者把伤口放在冷水里浸泡。冷敷可以帮助血管收缩，减少出血并消肿。24 小时后改为热敷，热敷可以加速血液循环，加速瘀血消散，促进伤口愈合。

如果瘀血在腿和胳膊上，肿胀严重的时候，可以把腿和胳膊抬高固定，也有助于消肿、祛瘀。

瘀血一般散得较慢，但最多 2 周也就会散完了。

夹伤、砸伤别用绷带

夹伤、砸伤的时候，一般不会有皮外出血，用绷带缠没有必要，也没有什么治疗的意义，反而会因为绷带缠得过紧，影响血液循环，一方面不利于伤口愈合，另一方面会增加伤口胀痛的感觉，让宝宝更不舒服。让伤处裸露着就行了。

预防夹伤、砸伤

大人在关各种门的时候，要看看宝宝是否在边上，确保他的手不在门框上。橱柜门、衣柜门、冰箱门在宝宝小的时候最好加上安全锁，防止宝宝自己开关被夹伤。宝宝大一点的时候就教导他正确的开关门方式。另外，家里高处不要放硬质的东西，以防掉下来砸到宝宝。

警惕骨折

夹伤或者砸伤的力度比较大，即使是宝宝，骨头韧性比较好，也可能会发生骨折或者骨裂。如果被砸伤或者夹伤后，宝宝疼痛感比较严重，只要移动一下或者按压一下就疼痛加剧，引起大哭，稳定后疼痛减轻，停止哭泣，而且伤口呈现紫色，内部充血严重，就有骨折的可能，要尽快带宝宝去医院。

宝宝烫伤或灼伤的预防与家庭应急办法

宝宝烫伤、灼伤的地方不似割伤、划伤的那样会流血，让人触目惊心，但是伤害可能更大，如果处理不当，特别容易留疤。当宝宝不幸被烫伤或者灼伤了，家长一定要提醒自己冷静，避免让伤害扩大化。

烫伤、灼伤的处理方法

如果皮肤是红色的或者有水泡，说明伤得比较浅，可先处理再送医院。

用流动自来水冲洗伤处，或者把伤处浸泡在冷水中 15~30 分钟，快速降温。如果宝宝太小或者受伤面积大，则不宜浸泡太久。浸泡过程中要注意观察宝宝的反应，如果意识不清或叫不醒，要马上送医。

将包裹伤处的衣物除去，最好用剪刀把衣物剪开再除去。如果衣服已经跟皮肤粘连在一起了，不要强行扯开，去医院让医生来处理。

如果需要送往医院，则应该用干净的布覆盖伤口。

如果皮肤呈焦黑、瓷白或者炭黑色，质地硬如皮革，说明灼伤很严重，要直接去医院。

烫伤、灼伤后的错误处理方法

❌ **用冰块敷**：冰块敷会冻伤本来就脆弱的组织。

❌ **用盐水洗或涂抹酱油**：盐水和酱油中的盐会使伤处细胞脱水收缩，造成更深的伤害。

❌ **涂抹蛋清**：涂抹蛋清容易造成感染。

❌ **涂抹牙膏、绿茶膏**：牙膏、绿茶膏并不能起到我们想象中的辅助散热作用，反而会妨碍散热，加深伤害。

爱心叮咛

烫伤后千万不要马上脱宝宝的衣服，否则很容易引起脱皮，一定要先用冷水冲洗烫伤处，待温度降下来之后才能除去衣服。

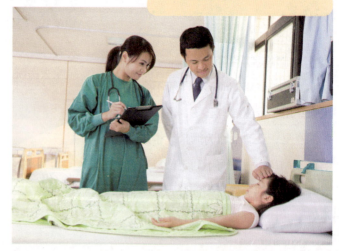

消除一切可能引发烫伤、灼伤的危险因素

装热水的暖瓶，烧开水的电水壶，正在使用的电饭煲，电磁炉，开着的电熨斗，滚烫的水和饭菜等，不要让宝宝靠近。

打火机、火柴这些点火工具最好锁在抽屉里。

家里如果有烈性化学物品，如硫酸、盐酸等，要密封保存在带锁的抽屉里。

使用煤气的时候，不要让宝宝单独进入厨房。煤气用完之后要关掉总阀门，以免宝宝自己打着火。

炒菜爆炒的时候，油星四溅，不要让宝宝待在厨房里。

刚出锅或者刚从微波炉取出的食物，先放在厨房晾一会儿，再端上桌。

卫生间的花洒在不用的时候调到冷水位。澡盆里放水要先放冷水再放热水。

烟花爆竹要远离宝宝燃放。

起火时要冷静急救

一旦家中着火了，火势较小的时候，先把宝宝隔离，然后用厚被子蒙住起火点灭火。如果宝宝身上起火了，要阻止宝宝奔跑，以免火势加大，要护住宝宝的脸，然后用被子裹紧宝宝就地倒下，在地上翻滚灭火。

随时随地灌输宝宝安全意识

大人再怎么注意，可能都有疏忽的时候，不如让宝宝自己有强烈的安全意识更有效果，所以在收好一切危险品的同时要注意多给宝宝灌输安全意识。宝宝能听懂话后，安全意识的灌输更要频繁一些。灌输安全意识，不建议简单粗暴地禁止宝宝接触危险品，尽量讲清楚可能发生的危险，适当范围内可以让宝宝感受一下，比如摸摸比较烫的水瓶，以免宝宝产生逆反心理，越不让接触越想试试。

爱心叮咛

灌输安全意识时注意不要单纯吓唬，以免宝宝产生太大的畏惧心理，影响他的探索行为，形成胆小、懦弱的性格。

溺水急救需把握黄金4分钟

　　宝宝溺水不是发生在游泳时就是发生在洗澡时。4周岁以下的宝宝洗澡时溺水的较多，所以家长在看护过程中一定要多留心。

不要在宝宝泡在澡盆里的时候长时间离开他，特别是还不会翻身的宝宝洗澡时，更不能离开。一旦宝宝的口鼻进入水里，2分钟就可能发生溺水，失去知觉。就算宝宝大点了也不能把他单独留在浴缸里，即使他能翻身，能站立，也会因为慌张无措、反应不及、脚底打滑而站不起来，不能让自己的口鼻离开水而发生溺水。

不要让宝宝独自到有水的地方去玩耍。不仅要警惕大河小溪，也要提防小区内的景观水池。宝宝喜欢爬高爬低，在水池边玩时可能会掉进去，如果站不起来就容易发生溺水。因此当宝宝要接近水池的时候，大人一定要陪在身边。

带宝宝游泳的时候，要时刻注意宝宝的精神状态。游泳时溺水不一定就会拼命扑腾或者沉入水中，有可能宝宝就直立着，头部也在水面上方。所以不能看见宝宝头部在水面上就理所当然地认为没事。要时不时看着宝宝，看到他没有动作地直立在水面不说话的时候，要招呼他，如果宝宝没反应，就说明可能溺水了，要马上急救。

爱心叮咛　　游泳池里的排水口有一定的吸力，宝宝可能会被吸进去，造成溺水。所以带他游泳的时候一定要远离排水口。

宝宝溺水要争分夺秒急救

　　溺水可以让一条鲜活的生命在4~6分钟就消失，所以宝宝溺水时必须抓紧这4分钟，既要救命，又要尽可能地避免脑损伤。

　　一旦发生溺水，要马上把宝宝平放，清理干净口鼻中的污物，然后进行人工呼吸，人工呼吸2次后，进行胸部按压，连续按压30次，如果仍然没有苏醒，再次做2次人工呼吸及30次胸部按压，最少做5组。

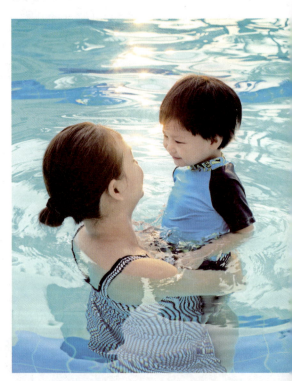

电击伤的预防和急救

现代家庭电器多，而且在离地30厘米左右的高度都留有电插座，这就给宝宝的安全留下了隐患。每年都有不少的宝宝被电击伤。如果抢救不及时或者不恰当，还可能有生命危险。

预防电击的措施要做到位

宝宝七八个月的时候就有往小孔里伸指头的举动了，所以预防电击应该从宝宝刚会坐的时候就开始。

各类插座最好是安全插座，在铜片外面有个塑料弹片挡着，可以预防宝宝把手指伸进去。不是安全插座的，要加防护罩。如果家里的各类开关漏电了，要及时更换或者加防护罩。

尽量不要允许宝宝频繁开关各类电器开关。

地上尽量不要放插板，地上有插板则注意地板要干燥，不要有水。曾经见过一个被电击的宝宝，就是因为地上放了插板接电烧水，水溢出来流到地下，宝宝踩到水上而被电击了的。

家里尽量不要有裸露的电线，如果有就用线管把它们包起来。

被电击时的抢救要得当

第一时间将家里的电闸拉下。千万不要直接用手去抱宝宝，否则不但救不了宝宝，自己也会失去行动能力。大人要趁早了解家里的配电箱设置，一旦发生电击事件，可以准确、快速地断电，这对减小伤害是至关重要的。

切断电源后，赶紧去看宝宝。如果宝宝还能哭，说明不严重；如果宝宝已经失去知觉，要先检查呼吸、心跳，如果都已经停止，要立即施行心肺复苏法，同时拨打120急救电话，请求急救。所以妈妈也应该提前学习、练习一下心肺复苏法，关键时候可救命。

如果宝宝被电击伤了，要直接送医治疗。如果衣服着火了，要先泡冷水，像处理烧烫伤一样的方法，然后剥离衣服，最后送医。

爱心叮咛

宝宝皮肤薄，电阻小，同等电流的电击伤，对宝宝的损害比对成人的严重得多。所以，宝宝被电击之后，即使没有明显的外伤，也应该送去医院检查一下，看看内脏有无损害。

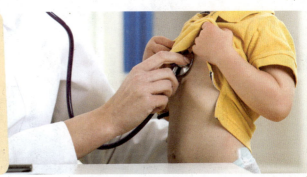

带宝宝乘坐各种交通工具时的安全事宜

目前各种媒体都已经在强调带宝宝乘车的安全问题了，但还是有很多父母不以为意，抱着侥幸心理，觉得新闻报道里的不幸事件离自己非常远，所以根本不在乎。其实，不管多么小概率的事件，一旦发生在自己身上，那就是百分之百的不幸。所以，带宝宝乘坐任何交通工具都要注意其中可能隐藏的危险。

宝宝乘坐私家车的 9 个必知要点

1 不要让宝宝坐在副驾驶位置上，也不能让驾驶员抱在怀里。驾驶和副驾驶位置前方和侧边都有安全气囊，发生碰撞时，安全气囊弹出，会严严实实地堵住宝宝的脸和胸部，容易造成窒息。

2 不要给宝宝用成人安全带。刹车或者与其他车辆碰撞时，安全带会压迫到宝宝的胸部和颈部，容易引发危险。正确的做法是给他配备专门的儿童安全座椅，最好装在驾驶员后面的座位上，这个座位是最安全的。车子启动前，帮宝宝系上安全带。系安全带的时候，最好把宝宝的厚外套脱掉或者把拉链、扣子打开，避免因为安全带太紧，导致宝宝体温升高，以致脱水。

3 上下车，特别是下车时，如果宝宝比较小，要抱着。如果能自行上下车了，家长也要看着他，帮他守着门，并扶他一把，避免宝宝在下车时摔倒或者被突然关闭的车门夹到。宝宝上车后，家长要帮他关门，关门前要看宝宝的手和脚是否已经远离车门，避免夹伤。

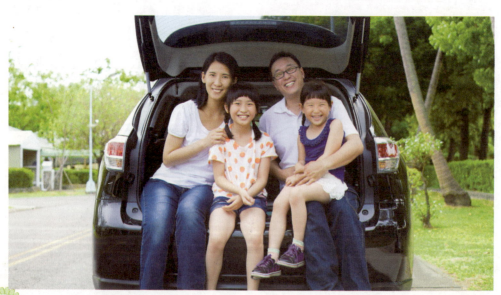

4 宝宝上车后、车子启动前，就把所有的车门和车窗全部锁死，避免宝宝在行车途中打开车门掉出，或者把手伸出窗外被来往车辆剐伤。当然关车窗时要先确定宝宝的头部没有伸到窗外去，避免夹伤。

5 无论何时，不管宝宝是否睡着，都不要留宝宝独自在车里，即使自己只走开几分钟也不行。这样做可以避免宝宝从里面锁上车门、车窗又不知道怎么打开而发生危险。如果夏天把宝宝单独留在封闭的车子里，由于车内温度会迅速升高并缺氧，宝宝可能会因此脱水、窒息。如果连车钥匙都没有拔出，宝宝可能会因为好奇而扭动钥匙或者乱动仪表，引发进一步危险。

6 车后座的后上方一般都有一块空的位置，这个地方不要摆放硬质的、带有尖角的物品，以免刹车时滚到后座上伤到宝宝。

7 在路边停车时不能让宝宝先下车，避免过往车辆撞到他，也预防宝宝下车

8 后迅速跑开，家长追赶不及而发生危险。

8 下车后要尽快锁上车门，以免宝宝自行上车，如果家长没有及时发现也会引发危险。

9 家长移动车辆时，不要让宝宝跟在身边。宝宝个子小，如果站在车后，在驾驶员的盲区里，很可能被撞到。

乘坐公共交通工具

乘坐公共交通工具的时候，大人要把宝宝抱在怀里，加以固定，不要任由他自己坐一个座位或者在车里到处跑，以免刹车时，宝宝向前窜出，导致摔倒、磕碰。

公共汽车的车窗位置较低，抱宝宝坐在窗边时最好关上车窗，如果没办法关上，就把宝宝抱紧，别让他把手、头伸出窗外，也不能让他站起来，以免从车窗掉出去。

坐火车或飞机的时候，不要让宝宝靠过道，避免被来往行人、行李、小推车等磕到。

乘坐摩托车、电瓶车

尽量不要带宝宝坐摩托车或者电瓶车，如果要带，也要安装一个专门座椅，并且让宝宝戴上安全帽。不要让宝宝站在前踏板上，会挡着驾驶员的视线。不要用绑带把宝宝和驾驶员绑在一起，一旦带子松开宝宝跌落，受到的伤害会更大。另外，宝宝身上不能有过长的带子，要全部收好，以防带子绞入车轮而勒到宝宝。

爱心叮咛

带宝宝长时间坐车的时候，不要让他长时间坐着，可让他适时躺下或者站起来活动一下身体；遇到车长时间停留的时候也可以带他下车玩一会儿，减轻疲劳感。

猫狗抓咬伤要打狂犬病疫苗

小动物是宝宝的伙伴，但同时也会带来安全隐患，宝宝容易被抓伤、咬伤，还可能会被宠物身上的寄生虫、细菌、病毒等感染。而一旦感染狂犬病毒，事后又没有适当、有效地处理，死亡率是百分之百的。

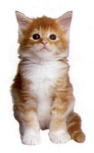
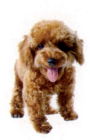

养宠物要注意保护宝宝

新生儿时期，要注意别让动物靠近宝宝，也不要让宝宝单独和宠物在一起，宝宝会因为好奇而追着宠物跑，抓它们的耳朵、尾巴，甚至去啃咬，这样容易激怒宠物，反过来伤害宝宝。

要做好宠物的清洁工作，勤洗澡、剪指甲、修理毛发，及时清除它们身上的脏污和细菌。宠物的窝以及食具也要定时清理，并且最好加防护栏，以免宝宝接近甚至去啃咬宠物的食具、玩具等，一方面可预防感染细菌，另一方面也可预防宠物护食伤到宝宝。

一定要给猫狗打狂犬疫苗，多一层防护。狂犬病毒一般存在于猫狗的唾液里面，而这些宠物尤其是狗特别喜欢通过用舌头舔这个动作表示对人的亲近，宝宝皮肤娇嫩，可能单纯一个舔的动作都会让他们感染病毒。一旦划破了皮肤或者咬伤了，就更危险了。所以猫狗一定要打狂犬疫苗。

从宝宝能理解语言之后就要多教育他，不要伤害小动物，以免被反咬；不要接触陌生猫狗，不要摸、不要抱，更不要亲，远远站着看看就可以了。

被宠物抓咬伤后的紧急处理

如果宝宝不幸被宠物咬伤或者抓伤了，记住不要挤压伤口，猫狗咬伤没有毒素，不像被蛇咬。如果用劲挤压，病毒会以更快的速度进入血液，侵犯神经系统。正确的做法包括两步：

1 争分夺秒，彻底冲洗伤口。猫狗抓咬伤之后，越快处理越好，最起码也要在2小时之内处理。先用清水冲刷，再用肥皂水或者洗涤剂水冲洗伤口，最后用大量清水，反复清洗，至少持续30分钟。如果当时没有处理，过了三四天，伤口已经结痂了，要将痂皮除掉再用同样的方法冲洗，也是有一定的作用的。

爱心叮咛

冲洗伤口的时候要注意，猫狗咬伤、抓伤，伤口都比较深，需要扒开伤口，将里面彻底暴露，然后用清水、肥皂水或洗涤剂水反复冲洗。

2 冲洗 30 分钟后，用 2%~3% 的碘酒或者 75% 的医用酒精涂抹伤口。碘和酒精有杀灭狂犬病毒的作用，紧急处理后，不要包扎也不要涂抹软膏。如果伤口较大或者在脸上，则需要包扎，并尽快送医。包扎前要彻底清创、消毒，然后用狂犬病免疫血清或免疫球蛋白浸润伤口 2 小时以上，最后再进行缝合和包扎。如果伤口较深、较大，需要使用抗生素和破伤风抗毒素，控制感染。

被猫狗抓咬伤后要尽快注射疫苗

被猫狗抓咬伤后，要尽快注射疫苗，注射第一支疫苗最好不要超过 48 小时。之后，在第 3 天、第 7 天、第 14 天、第 30 天各注射 1 支，共 5 支。没能及时注射的，即使过了最佳注射时机，也要注射，注射比不注射好。

爱心叮咛

猫狗抓咬伤不是说一定要有裂口才需要注射疫苗，即使没出血，只有白色的印痕，对宝宝来说也应该照着出血的伤口处理，先冲洗，后注射疫苗。宝宝皮肤薄，容易感染。

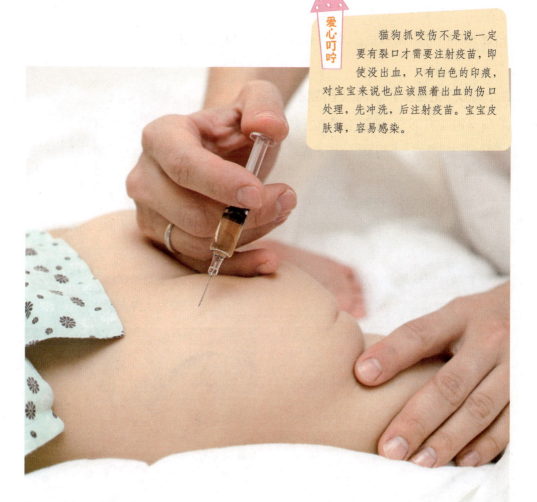

儿科医生认为应带宝宝看医生的情形

作为儿科医生，我不主张带宝宝太多次地跑医院，一般宝宝都没什么大病，一次次地去医院，反而折腾得宝宝身心疲倦，还容易在医院被交叉感染。是否去医院的一个重要参考标准是宝宝的精神状况，只要精神状况正常就不必担心，如果出现过度兴奋、烦躁或者精神弱、萎靡等就应该及时看医生了。有心的同行总结了一些应该去医院的情形，基本已经涵盖了一切危险情形，我在这里大体整理了一下，家长可在宝宝生病时对照一下，如果宝宝出现了相应的症状，就带他去医院。

3 个月以下的宝宝，出现以下症状应送医

- 体温高于 38℃，可能有严重感染。
- 长时间哭闹，不明原因，不易安抚，持续数小时。
- 出生 2 周以后，皮肤仍然发黄。
- 肚脐周围红肿，有黄色或者血性分泌物。
- 眼睛（可单眼也可双眼皮）发红并有大量白色或黄色分泌物。
- 口腔内出现擦不掉的附着物，乳白色，似奶皮。
- 鼻塞，呼吸困难，吃奶时不能正常呼吸。
- 宝宝的脸及口周皮肤颜色苍白或者发青等。

- 全身皮肤出现小米粒样的小脓包。
- 水样大便每日超过 6~8 次，同时排尿次数减少。
- 大便带血。
- 反复呕吐超过 6 小时，或呕吐伴有发热或腹泻。
- 突然出现全身松软或者强直。
- 饮食习惯发生较大变化。

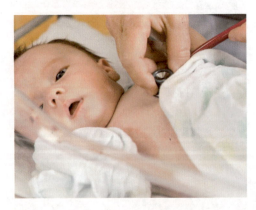

3 个月 ~1 周岁的宝宝，出现以下症状应送医

- 拒食，奶和水都不怎么喝，或者进食量明显减少。

- 发烧，6 个月以内发烧超过 38.5℃，6~12 个月超过 39℃。

- 阵发性哭闹，不能抚摸肚子，只要有人抚摸就会哭得更厉害。

- 大便带血。

- 脾气变得暴躁，很容易恼怒、哭闹。

- 睡眠习惯明显改变。

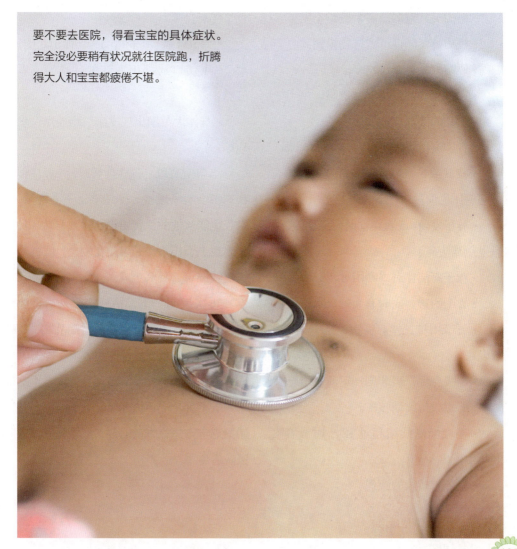

要不要去医院，得看宝宝的具体症状。
完全没必要稍有状况就往医院跑，折腾
得大人和宝宝都疲倦不堪。

1周岁以上的宝宝，出现以下症状应送医

• 发烧，超过 39℃。

• 寒战伴有全身发抖。

• 嗜睡。

• 尖声、惊恐地哭闹。

• 肢体抖动或者抽搐。

• 身体任何部位突然出现无力或瘫痪。

• 鼻出血或者鼻涕气味特殊。

• 耳痛或者有液体从耳道流出。

• 听力突然减弱或者干脆听不见了。

• 视力突然降低或者视物模糊。

• 眼睛红肿，分泌物多。

• 正常光线都觉得非常刺眼。

• 剧烈的头痛。

• 神志突然丧失。

• 皮肤或白眼球或两者都发黄，伴有腹痛、尿色偏深或呈茶色。

• 脖子发硬，或者运动时疼痛剧烈，伴有发热、头痛。

• 嗓子疼痛伴有吞咽困难、发音不清。

• 吞咽困难，同时有大量口水流出。

• 呼吸困难，伴有嘴唇、指甲等苍白或发青。

• 呼吸急促，但非剧烈运动所引起。

• 严重或持续地咳嗽。

• 呕吐断断续续超过 12 小时或者呕吐物中带血。

• 剧烈且持续的腹痛。

• 腹胀，不能按揉。

• 大便稀，带有黏液或血液。

• 背痛，伴有发热或排尿不适，排尿次数明显增多且伴有排尿疼痛。

• 尿液有较大异味，颜色偏深或呈深褐色，或者可见絮状物。

• 男宝宝阴茎有分泌物流出，或者女宝宝阴道分泌物发黏，颜色呈白色或者褐色，伴有臭味。

• 关节肿痛，并非运动损伤而引起的。

• 小伤口局部出现红肿、胀痛或者流脓。

• 身体大范围出现皮疹、出血点、水疱等。

当宝宝有以上这些症状时，一般精神状态都会有所改变，即使宝宝不会说话，家长也能从他的饮食习惯、睡眠习惯、日常表现上看出来，如果改变较大，就说明情况较严重，要马上就医。

再次说明一下，精神状况是最重要的，宝宝平时本来都应该是活蹦乱跳、精神奕奕的，一旦变蔫了，小宝宝不停哭闹或者不哭不闹，大宝宝黏人易哭或者不吃不喝、不玩，就必须重视起来了。妈妈开始疑惑宝宝怎么啦的时候，一般就应该去医院看看了。

心理因素也会引起不适

大概每位家长在抚育宝宝的过程中，都有过宝宝装病的经历。

宝宝装病、扮不适其实是一种博取关注的手段。爸爸妈妈比较忙的家庭，宝宝只有在生病的时候才能得到充分的关注，疾病痊愈就又被冷落了，一次次反复后，他就萌发了用装病来博得关注的想法。

有时候宝宝虽然没有患病，但确实出现不适感，感觉很痛苦，这是为什么呢？可能是心理暗示发生的作用。宝宝总是在想："我要是再生病就好了，生病了，爸爸妈妈就会陪着我了。"想来想去，真的就不舒服了。

因此，当宝宝反复表示不舒服，又查不出什么问题的时候，就多陪陪宝宝吧。看看是不是陪着他就不再有问题了。

门诊案例

有次一对夫妻带着一个4岁半的宝宝来就诊，也说不明白到底有什么问题，宝宝反正就是说疼，肚子疼、腿疼、脚疼等，但是看着又没有什么痛苦表情，检查也没有问题。后来就说不疼了，过了几天又来了，还是一样的表现。宝宝妈妈无意中的一句话提醒了我，她说她需要出差，每次一出差宝宝就生病。这时候我恍然大悟，宝宝的病是装的。

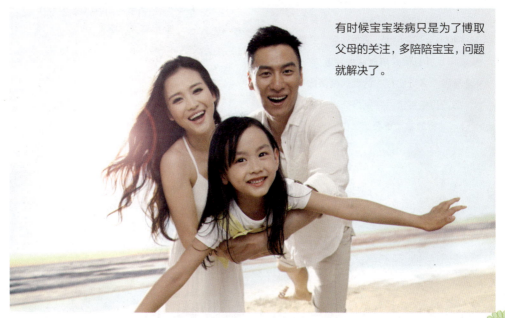

有时候宝宝装病只是为了博取父母的关注，多陪陪宝宝，问题就解决了。

感冒的预防和护理

宝宝容易感冒主要是因为体内免疫机能还没有完善，其实感冒也是刺激免疫机能发展的过程，感冒一次宝宝体内的抗体就多一些，免疫能力就提高一些。感冒没有白白让宝宝难受一场，是有补偿的。所以，宝宝感冒的时候家长不需要太担忧。

怎样预防感冒最有效

让宝宝远离致病菌

不要让宝宝跟已经感冒的人亲密接触，尽量少带他去人群密集的地方，酒席、各种宴会场合都不应该带宝宝去，医院也应该少去。

室内经常通风

特别是冬天，不能整天关门闭户。病菌其实无处不在，只是浓度高低的问题，如果整天关门闭户，室内空间小，病菌繁殖快，特别容易短期内达到致病浓度。室外的空气里也有病菌，但是浓度低，离致病浓度还远得很，所以定时通风是预防宝宝感冒必不可少的措施。

合理增减宝宝的衣服

宝宝好动，如果穿衣服太多，容易出汗，汗不及时擦，宝宝会着凉，着凉后免疫力下降，可能就会感冒了。天冷时，宝宝衣服太少也容易感冒，所以家长要注意天气变化，及时给宝宝增减衣服。

大人回家清洁后再抱宝宝

大人从外面回到家以后，不要直接去抱宝宝、亲宝宝，要先洗脸、洗手、换衣服，并且最好用淡盐水漱漱口、清洗鼻腔，将可能存在的致病菌清除掉后，再抱宝宝。特别是在流感流行的季节更要这么做。

增强宝宝的耐寒能力

耐寒能力差的时候，上呼吸道一接触冷空气，抗病能力就下降，所以耐寒能力差的宝宝一遇冷就容易感冒。冬天的时候，不要一味把宝宝捂在屋子里，应适当增加户外活动，以便让他适应外面的冷空气。宝宝适应得好，就不会冻一冻就感冒了。

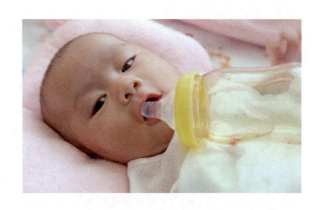

让宝宝多喝水

喝水能增加排泄，可以减少体内存留的病毒。病毒浓度低也就不容易引起感染了。

感冒了建议及时用药

虽然感冒可以自愈，但是不建议宝宝感冒后只让他等待自愈，应让宝宝在医生的指导下合理用药以痊愈。

坚决不用药对宝宝来说不适合。虽然感冒可以自愈，但不建议宝宝感冒时不用药，毕竟宝宝抵抗力弱，如果感冒不能及时痊愈，容易引起其他感染。曾经有个宝宝感冒了，妈妈知道感冒会自愈，就没给宝宝用药，结果过了1周，感冒仍不见好，才带他来看医生，经检查确定，宝宝气管周围已经发生了感染。后续又治疗了将近半个月才痊愈。

家长不要自行给宝宝用药，特别是在同时用几种药的时候，一定要先咨询医生。同为感冒药，其药物成分基本都差不多，如果家长自行选择两种以上的感冒药同时给宝宝服用，很容易造成某种成分过量。过量的药物必然会伤害宝宝的健康。

不要擅自给宝宝加量用药。感冒后用药并不能缩短病程，只是为了缓解宝宝不适，避免宝宝因为感冒免疫力降低太多，引起其他感染。感冒不会因为用重药就会好得快一点，必须经过一定的过程、一定的时间才会好。

感冒时喝水比吃药重要

宝宝感冒了，除了吃药之外，要尽量多让他喝水。相对于药物治疗，喝水更有用。大量的水可以稀释病毒，并且增加排尿量，促使病毒更加快速地随尿液排出体外，这样感冒就痊愈得快了。除了多喝水，还要让宝宝休息好，室内环境要舒适，温度、湿度都要调到合适，让宝宝感觉舒适，保持宝宝自然免疫力不下降太多，感冒时间够了就会好。

爱心叮咛

感冒时喝水要喝温开水。温开水对皮肤黏膜刺激小，而且能促进血液循环，对感冒痊愈更有好处。宝宝不喜欢喝水的时候可以加些果汁、糖等。

护理咳嗽要对症

有一对年轻的小夫妻急匆匆地带着2周岁的宝宝前来就诊，说是宝宝因为感冒已经咳嗽了三四天了，吃了好多药，但依然没有好转的迹象。检查发现是流感引发的咳嗽。于是，我给宝宝开了些祛痰的药物。宝宝的父母很疑惑：怎么没有镇咳药？其实，宝宝咳嗽是为了排出呼吸道分泌物或异物而做出的一种机体防御反射动作，也就是说，咳嗽是宝宝的一种保护性生理现象。如果用了镇咳药，就无法通过咳嗽将呼吸道里的分泌物排出去，这种治标不治本的做法，很难让咳嗽彻底痊愈。而祛痰药物则可使痰液变稀，易于咳出，间接止咳，是治本的。

当然如果咳得过于剧烈，影响了饮食、睡眠时，就失去了保护意义了，需要进一步检查、止咳。

对症治疗，止咳效果好

咳嗽时伴有咽喉瘙痒、无痰、嗜睡、流鼻涕、呼吸不急促：这种咳嗽通常四季流行，温差变化大时较多见。宝宝一般都有受凉经历，如晚上睡觉蹬被、穿衣过少、洗澡受凉等。这种咳嗽就是普通感冒的症状，一般不用特殊治疗，但要多喂宝宝一些温开水、姜汁水或葱头水。最好少用感冒药，别喂止咳糖浆、止咳片等止咳药，更不要私自滥用抗生素。

咳嗽时喉部发出嘶哑声，症状逐渐加重，痰越来越多，且伴有38℃以上高热：这种咳嗽通常是由病毒感染引起的，多发于冬春感流行季节，而且常有群发现象。这种情况下，家长要马上带宝宝就医，医生明确诊断后，在医生指导下进行治疗。

咳嗽日轻夜重，连咳十几声便喘不过气来，咳嗽末还带有吸气的鸡鸣声，咳嗽时，宝宝憋得满脸通红：则可能是小儿百日咳。这时应立即带宝宝前去就医，在医生的指导下进行治疗。

咳嗽持续或反复发作，宝宝活动或哭闹时咳嗽加重，夜间咳嗽比白天严重：这种咳嗽多由抗原性或非抗原性刺激引起，也就是由过敏引起，在花粉较多的季节较为多发。出现这种症状，家长先要了解下是否家族里有哮喘及其他过敏性病史，然后带宝宝及早就医诊治，明确诊断，积极治疗，以免发展成哮喘病。

家人要多给宝宝喝水

宝宝咳嗽时，多给宝宝喝点温开水，可使宝宝呼吸道中的黏痰变得稀薄，从而缓解呼吸道黏膜的紧张状态，最终促进痰液咳出。也可给宝宝喝鲜果汁，但果汁应选择刺激性较小的苹果汁和梨汁等，不宜喝橙汁、西柚汁等柑橘类果汁。

夜里抬高宝宝头部，调换睡姿

若宝宝入睡时不停咳嗽，可抬高其头部，咳嗽症状会有所缓解。抬高头部对大多数因感染而导致的咳嗽是有帮助的，因为平躺时宝宝鼻腔内的分泌物会流到喉咙里，引起喉咙瘙痒，致使夜间咳嗽加剧，而抬高头部可减少鼻腔内分泌物向后引流。也可经常调换宝宝的睡姿，最好是让宝宝左右侧轮换着睡，这样有利于呼吸道分泌物的排出。

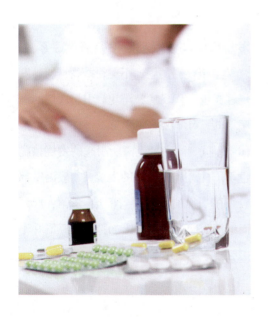

宝宝如被确诊为肺炎，轻症可以居家治疗，重症需要住院

以前我们总认为肺炎都是要住院治疗的，其实只要家长护理得当，轻症的肺炎在家里通过口服药物和适当的护理也是可以痊愈的。当然具体怎么办，还是听医生的。如果医生要求住院就住院，如果可以居家治疗就居家治疗，严格遵医嘱服药、护理就可以了。

居家治疗时，家长的护理一定要到位，千万不可掉以轻心。

> 遵医嘱口服抗生素。口服抗生素一定要遵医嘱使用，量要充足，并且使用够时间。千万不要中途停药，不能症状见轻就给宝宝停药。擅自停药可能增加细菌的抗药性，使疾病更难痊愈。
>
> 进行雾化治疗。可以定时带宝宝到医院去做雾化。雾化对治疗呼吸道感染特别是小儿肺炎效果很好，而且不会引起宝宝反感，给药也方便。

如果居家治疗的过程中，咳嗽加重，出现食欲差、上吐下泻、呕血便血、神志不清、少尿无尿、四肢冰凉等症状，要马上带他去医院。

爱心叮咛

咳嗽的宝宝吃奶后别马上躺下睡觉，以防咳嗽引起吐奶和误吸。一旦出现误吸呛咳时，要立刻取头低脚高位，轻拍其背部，让宝宝咳嗽，通过咳嗽将吸入物咳出来。

照顾好发烧的宝宝

当身体出现了病毒、细菌，体内的免疫细胞会行动起来，抵抗这些外来者。抵抗的过程中，体内产热增加，为了加快散热，需要升高体温散热，这就是发烧了。当免疫细胞对抗病毒、细菌的战斗结束，体内产热减少，体温也就回归正常了。所以发烧可以看做是身体防御机制的自我调节。

了解什么情况是发烧

人体正常温度也就是体温中枢平时的调定点是在腋下温度 36~37.4℃ 的范围内波动的，都低于 37.5℃。如果超过 37.5℃ 就是发烧了。37.5~38.0℃ 为低烧，38.1~39℃ 为中度发烧，39.1~40.4℃ 为高烧，超过 40.5℃ 为超高烧。

发烧不全是坏事，有利有弊

发烧本身是人体的一种防御机制，但是持续高热会使人体防御疾病的能力下降，会增加激发其他感染的危险。

> 高烧会使大脑皮层处于过度兴奋或高度抑制状态，易引起烦躁不安、头痛、惊厥、昏睡、昏迷、谵语等，特别是对宝宝，症状比较明显。
>
> 高烧会影响人体消化功能，导致食欲不振、腹胀、便秘、腹泻、脱水等。
>
> 发烧可加快人体代谢，使人体摄入的各种营养物质、氧气消耗增大，从而增加人体器官工作量。

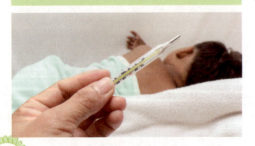

但是，发烧也有好处。

> 发热可产生对抗细菌和病毒的抗体，增强人体白细胞消除毒素的活力，从而增强机体的抗感染能力。这次抵抗成功，下次再感染就能轻松应对了。
>
> 疾病初期发热还能增强肝脏的解毒能力。

发烧不会烧坏脑子

家长们特别害怕宝宝发烧，担心会烧坏脑子。实际上，发烧不会烧坏脑子。真正伤害大脑的不是发烧，而是引起发烧的疾病，比如脑部感染，脑膜炎、脑炎等。

发烧程度与疾病程度没有必然联系

宝宝烧得厉害，不见得病得严重，发烧轻微也不代表病就不重。引起发烧的病菌不同，对体温的刺激是不一样的。宝宝体质不同，同一种病菌所引起的发烧情况也不一样。病毒引起的发烧，一般温度都较细菌引发的高，看着凶险，其实没事。而细菌引起的疾病，比如肺炎，反倒并不怎么烧。

接种疫苗后的高热只需要用退烧药

疫苗本质上也是一种病毒，接种疫苗会引起免疫系统的抵抗行动，所以宝宝接种疫苗后容易发烧。接种疫苗后发烧是好现象，说明疫苗接种成功，并且已经开始初显成效了。

所以，宝宝接种疫苗后发烧不需要害怕，一般不会超过38.5℃，如果超过38.5℃，给他吃点退烧药就可以了。同时让宝宝多休息、多喝水，保持体力，别感冒了。

洗热水澡、多喝水才是给发烧宝宝降温的正确方法

给宝宝降温最好的方法还是温水擦浴或者洗温水澡。用温水给皮肤加热后，体表血管扩张，大量血液流到体表，血液中的热量就可通过体表散发出去了。这样的降温是非常有效的。

多给宝宝喝水，也有助于降温。多喝水可加速新陈代谢，快速带走热量。服退烧药时，如果体内水分不够，即使体温调定点降下来，也很难退烧，因为没有足量的水分蒸发，热量就没法散发出去。

降温避开雷区

宝宝发烧时最重要的治疗方法是降温，发烧不重时可以物理降温，严重时可给他服退烧药。退烧药不能吃太早，宝宝体温没超过38.5℃或者没有明显不适就不吃。吃得太早，抗体还没形成，体温就下来了，以后遇到同样的病毒，还是会生病。

物理降温的目的是让体内热量顺利散发出来，如果妨碍到热量散发，就踩到雷区了。

不要用冰块冷敷

我们日常如果要给一杯水降温，放到冷水里或者冰块里，很快就能见效，但是皮肤不同于水，它遇冷时，毛孔、血管会收缩。毛孔、血管收缩了，体内热量就更难散发出来了。跟用酒精降温是一个道理，也是个雷区。

不要用酒精擦拭

酒精擦拭降温只是带走了宝宝的体表热量，血管反而因为酒精刺激收缩了，使热量难以发散，积在了体内。但由于宝宝的皮肤温度降低了，家长就误以为降温成功，放松了警惕，宝宝反而容易高热惊厥。

不要捂汗

人体大量出汗时，体温会迅速下降，所以捂出汗可帮助退烧，但是出汗本身会使宝宝体液丢失过快，容易脱水。另外捂着会有两种结果，一种出汗，一种不出汗。如果不出汗，宝宝体温就会越捂越高，可能会引起高热惊厥。所以捂汗这种方式也不建议采用。

发烧到什么程度必须重视

当发烧时间或者高烧时间较长的时候，一定要重视。如果发烧超过39℃，持续发烧达到24小时，宝宝有明显不适，比如精神萎靡、头痛明显、呼吸急促、憋喘等，最好到医院就诊。

门诊案例

有个2个月的宝宝，被妈妈严严实实包裹着抱来就诊，说是发烧了。说宝宝从出生体温就偏低，从没超过36.5℃，今天一量居然有37.6℃。我让妈妈把宝宝的包被拆开，走到人少的地方凉快凉快再回来量体温，之后一量体温就回到36.3℃了，这说明宝宝并没有发烧。问了之后才知道，宝宝此前曾大哭一场，爸妈因为担心宝宝是不是病了，就量了体温，才发现宝宝"发烧"了。其实宝宝并没有发烧，而是大哭导致体温上升。另外，环境也会让体温升高，不单是感染会导致体温升高。宝宝刚吃完奶、刚哭过一场、穿的衣服厚了、盖得多了都会引起体温上升。

爱心叮咛

发现宝宝体温升高，就让他平静下来，减少被盖、衣服，然后再量一次，只要不超过37.5℃就不算发烧，没必要担心。

发烧并伴有其他不良症状时就需要重视

发烧是疾病的表现，只有找到引起发烧的源头，才能控制发烧。如果发烧的同时，宝宝精神状态良好，饮食、睡眠、活动都正常，就不必惊慌，只需多监测体温，如果超过38.5℃，给他吃些药物降温就可以了。如果发烧伴有以下症状时，就要立刻到医院检查。

> 发烧伴有皮疹，宝宝可能患了麻疹、猩红热、风疹等传染性疾病。

> 发烧伴有耳痛，要查看耳道内是否有不明液体流出，如果有可能是患了中耳炎。

> 发烧伴有咳嗽，一般是感冒了，也有可能是患了喉炎、肺炎、扁桃体炎、咽峡炎等。

> 发烧同时腮帮子、耳朵下方肿大、疼痛，有可能是患了流行性腮腺炎。

> 发烧伴有呕吐、嗜睡、头痛或者颈部疼痛症状，要警惕宝宝患了脑膜炎或者脑炎，脑膜炎或者脑炎对宝宝的神经系统发育损害非常大，必须注意。

> 发烧伴有腹泻、呕吐，有可能是患了急性肠胃炎。

> 发烧伴有小便次数增多，小便疼痛，可能是泌尿系统感染了。

另外，宝宝发烧时不喝水、拒绝进食、排尿少或者持续腹泻、呕吐，特别容易脱水，也要及时去医院。

高热惊厥，没有实质性损害

高热惊厥看起来的确很可怕，我想如果我的宝宝发生了高热惊厥，我也淡定不了。因为这时候的宝宝会出现一系列可怕症状，比如神志不清、身体强直、浑身抽搐、双眼凝视等。然而单纯的高热惊厥本身并没有什么严重后果和实质伤害，也不会伤害大脑，惊厥过后宝宝很快就能恢复正常。

高热惊厥多发生在 3 周岁以下的宝宝身上，而且一般在发热数小时后出现，持续不超过 5 分钟，只有少数持续时间较长，可超过 15 分钟。惊厥后 24 小时内很少再出现第二次。惊厥的本质是高热引起体温调节中枢障碍，使神经系统不稳定以及大脑异常放电而导致的。

高热惊厥时的正确护理措施

高热惊厥真正可怕的是窒息，一旦发生了高热惊厥，家长的正确护理非常重要，千万要镇定，避免错误的方法危害宝宝的生命健康。

不要紧紧抱住宝宝

惊厥时的宝宝大脑本就缺氧，紧抱会加重缺氧状况，而且对缓解惊厥没有一点好处。

不要往宝宝口腔里塞东西

筷子、勺子、手帕等都是家长在宝宝发生高热惊厥时会往宝宝口腔里塞的东西，以期预防宝宝咬了舌头。然而惊厥中的宝宝特别容易发生误吸，而且口腔咬合力非常大，有些东西能被轻易咬碎、咬断，一旦这些异物被宝宝误吸后果不堪设想。另外也不要往宝宝口腔里塞手指，一旦手指被咬破，血流入宝宝喉咙，也可引发窒息。

正确的做法是把宝宝的头转向一侧，让口腔内的唾液和可能呕吐产生的呕吐物能够顺流而下流出口腔，避免误吸。如果惊厥超过 5 分钟，就打 120 请求急救或马上送往附近的医院看急诊。

惊厥过后要带宝宝到医院做检查

1 周岁以内的宝宝惊厥过后，都应该带到医院做检查，以防癫痫等神经系统疾病。特别是惊厥超过 15 分钟的、伴有喷射性呕吐的，或者惊厥过后仍然神志不清的以及多次发生惊厥的宝宝，一定要带到医院，咨询医生。

爱心叮咛

不要在宝宝发生惊厥的时候搬动他，这时候的宝宝全身都是紧绷的，搬动容易导致骨折。

照顾好腹泻的宝宝

宝宝拉肚子非常常见，不管如何精细护理，也免不了要拉肚子。我的宝宝就不止拉过一次肚子。腹泻一般是被感染引起的，也有的是消化不良引起的，还有的是因着凉引起的。有些宝宝接种某种疫苗后也会腹泻一两次。所以腹泻本身不是严重疾病，有的宝宝只需合理饮食，就自动好了。宝宝严重腹泻，在积极进行治疗的同时，也要护理好他，别让他脱水了，宝宝的肠胃恢复了，腹泻也就停止了。

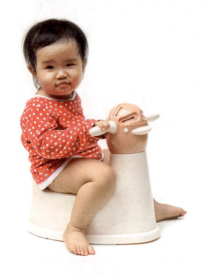

弄清楚什么是腹泻

宝宝能吃能拉，是其特点，所以拉的次数多少不能作为判断是否腹泻的唯一标准。新生宝宝每天拉五六次甚至十来次，只要他精神好，进食正常，发育正常，就不能算腹泻。满月后宝宝大便次数逐渐减少到基本固定，大便每天拉两三次或者三四次，只要比较规律就没有问题。只有出现突然地排便次数增多，比如平时2次，突然变成6次，且便中带有大量黏液和水分，才要怀疑是腹泻，这时候就需要化验下大便，确定有无病菌感染。

宝宝拉肚子首先要化验大便

如果发现宝宝拉肚子了，最好用干净的容器取一些新鲜大便，用干净的小瓶子、小袋子或者保鲜膜装好（一定要干净），在1小时内送到医院化验。最好不要超过2小时，因为时间长了，大便容易不洁或者滋生细菌，影响检验结果。医生可根据白细胞和红细胞的情况判断是细菌性感染、病毒性感染、食物过敏还是仅仅是消化不良。

> 白细胞、红细胞都少，可能是消化不良。

> 红细胞多，如果不是外科疾病，估计是食物过敏了。

> 白细胞、红细胞都比较多，很可能是细菌感染，可以做细菌培养，进一步明确感染细菌类型，然后根据不同致病菌用药，起效会比较快。

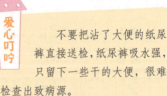

爱心叮咛

不要把沾了大便的纸尿裤直接送检，纸尿裤吸水强，只留下一些干的大便，很难检查出致病源。

腹泻时不要轻易用止泻药物

宝宝腹泻时，家长的第一反应就是给点止泻药赶紧止住，其实这是不科学的。腹泻其实是要排出病毒，保护机体。强行止泻，这些排不出去的病毒就会向身体其他方面入侵，使病情更严重。

最好先检查分辨腹泻类型，如果是病毒性腹泻，使用止泻药反而会加重病情。

因为患病毒性腹泻的时候，只有将病毒排出体外，疾病才能好。细菌性腹泻强行止泻也有类似的后果，而且还会导致细菌毒素中毒、休克等。

只有科学用药，然后配合饮食治疗，让肠道恢复健康，腹泻才能停止。

常用腹泻药物都有什么效果

思密达

通过覆盖肠壁，减少肠黏膜受侵袭，从而让其慢慢恢复健康来达到治疗目的。此药治疗非感染性腹泻效果比较好，如果腹泻严重，治疗效果则不太好。

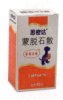

妈咪爱

如果是肠道菌群失调引起的腹泻，用妈咪爱比较好。只是妈咪爱起效比较慢，如果宝宝因为消化不好需要服用妈咪爱，服用的时间最好长一点，不能因为腹泻好转就停用。

乳糖酶

宝宝患急性肠胃炎的时候，肠道很快就会缺乏乳糖酶。乳糖酶缺乏会使宝宝在原发腹泻之外增加因为乳糖酶不耐受的腹泻，服用一些乳糖酶可预防继发腹泻。

爱心叮咛

宝宝腹泻不但不能随便使用止泻药，更不能使用成人止泻药，像黄连素、氟哌酸等药物都会影响宝宝骨骼的发育，12周岁以下的宝宝都不能用。

治疗腹泻不要随便使用抗生素

我们上面说了，如果诊断是细菌性感染，要做细菌培养，确定感染种类，然后再使用相应的抗生素进行治疗。如果不是细菌感染，没有培养出任何细菌，就不应该使用抗生素。如果不对症，滥用抗生素不但没有效果，反而会扰乱肠道菌群，引起腹泻。有一些宝宝就因为别的原因使用了抗生素引起了腹泻。

腹泻期间要注意补液，防脱水

宝宝腹泻期间，除了治疗，最重要的就是预防脱水，注意补液。补液最好的办法就是口服补液盐。输液虽然补液迅速，但是非严重脱水的情况不建议进行输液。补液盐可以到医院开也可以到药房购买。另外，要多给宝宝喝一些苹果汁、米汤等，也可以喝放完了气的可乐，这些饮料都含有电解质，补液安全有效。建议不要给宝宝喝运动饮料，有可能会引起电解质紊乱。

腹泻时判断脱水的 3 个依据

1 连续 4 个小时没有排尿，即使仍然在补液，也没有尿。

2 口腔黏膜干燥。

3 哭的时候没有眼泪。

有这些表现的时候就要带宝宝去医院输液补液了，否则病情会加重。

腹泻时要护理好宝宝肛周皮肤

腹泻时，大便含有大量消化液，对皮肤刺激很大，如果腹泻时间长、次数多，肛周皮肤可能会出现红肿、脓肿、破溃等症状，使每次大便后疼痛加剧。建议每次排便后，尽快用温开水清洗臀部，洗干净后用灯烤干或用吹风机吹干，然后涂上护臀霜。臀部一定要彻底干燥后，再涂护臀霜，不然水分散不出去，会加重皮肤问题。

腹泻时是否需要看医生的标准

宝宝腹泻后，最重要的是补液，只要护理好，别让宝宝脱水，就可以不去医院。但如果出现高烧、精神差、呕吐严重、脱水等症状，就要去医院了。

以下 3 种类型的腹泻宝宝可以不看医生：

1 着凉、吃冷食等引起的腹泻，一般腹泻两三次、三四次就会痊愈。

2 接种疫苗后，腹泻一两次也会没事。

3 病毒性腹泻没有高效的治疗药物，只能等病毒排完，所以看医生的效果也不大。

爱心叮咛

宝宝腹泻的时候，尽量少使用消毒剂，因为消毒剂残留会加重肠道损伤。奶瓶等餐具最好还是用开水消毒。

发生腹泻时的饮食调整

护理脆弱的肠胃

腹泻痊愈后，宝宝的胃肠道还处在比较脆弱的状态，不要给宝宝吃难消化的食物，也不要吃冷食，避免刺激肠胃，导致慢性腹泻。最好是保持清淡饮食1周。

腹泻时不要禁食

禁食对腹泻痊愈并没有促进作用，而正常喂食的宝宝腹泻次数也不会增加，相反，宝宝会因为正常饮食而吸收到一定的营养，体质比禁食更好，更有利于痊愈。

注意辅食的添加

腹泻的宝宝不要再添加新品种辅食，可减轻肠胃负担，也可预防新添加辅食而引起的腹泻。如果是新添加辅食引起的腹泻，在半年之内最好不要再给宝宝尝试这种辅食。

母乳性腹泻是怎么回事

有些宝宝吃配方奶粉时，大便次数少，大便也能成型，而吃母乳的时候排便次数多、便稀，有些人称这种情形为母乳性腹泻。母乳中含有低聚糖，这种成分会让宝宝大便偏稀，所以吃母乳的宝宝大便有点稀是正常的。母乳性腹泻的宝宝通常都发育正常，这就说明母乳性腹泻对他无害，不必介意。大便偏稀、排便次数多的宝宝唯一的问题就是肛周皮肤、臀部皮肤容易红肿、长疹子，患上尿布疹，所以只需要认真护理宝宝的臀部，避免发生尿布疹就可以了。

秋季腹泻要注意补液

每到秋冬季节，感染轮状病毒导致腹泻的宝宝就会多起来。这种病毒通过消化道和呼吸道传染，起病急、病情重，先是呕吐，继而开始腹泻，大便呈水样，而病毒感染没有有效的治疗药物，只能等病毒排完。所以，秋季腹泻时，给宝宝补液就特别重要了，因为腹泻期间失水严重，而正确补液，可以避免宝宝发生脱水，5~7天后腹泻会自然痊愈。另外，秋季腹泻时可以给宝宝服用一些益生菌，能减轻肠道负担，促进恢复。

注意日常调理，彻底解决便秘问题

宝宝便秘不像腹泻那样有那么多复杂的原因，一般都是单纯的喂养问题，只要调整喂养方式，很快就能恢复正常。而且有时候是家长主观认为宝宝便秘，实际上宝宝的排便是正常的。

什么情况属于便秘

便秘的表现：大便干燥，宝宝排便困难，便前可能会因腹痛、腹胀而哭闹。

对于排便顺畅、不费劲，便前也没有哭闹，排出的大便虽然成型但不干，且平时进食正常的宝宝，即使三五天才排便一次，也是正常的，不属于便秘，不需要特别处理。排便间隔时间长的一般是母乳喂养的宝宝。从一定角度来说，这类宝宝往往长得比别的宝宝胖、大，因为他们的肠道消化、吸收能力强，导致食物残渣很少，所以要积累几天才会排出来。

配方奶喂养的宝宝更容易便秘

一般情况下，配方奶喂养的宝宝更容易便秘，原因主要有以下 3 点。

1 配方奶粉比母乳难消化，吸收率低，会导致大便较干，引起便秘。

2 配方奶粉冲调得太浓稠，会引起宝宝消化不良、排便困难，导致便秘。

3 配方奶喂养的同时，补充维生素 D、钙剂或鱼肝油等营养素也会引起宝宝便秘。配方奶粉本身已经添加了足量的钙剂和维生素 D，足够宝宝消耗、使用了，再额外补充就容易过量，钙剂过量就会引起便秘。

宝宝便秘的应急措施

便秘发生的当下应该帮助宝宝缓解不适，可以热敷肛门，可以用棉签浸些香油刺激肛门，还可以按摩腹部。如果仍然排不出来，可以削一小条肥皂浸湿，塞入肛门，或者将儿童开塞露挤入肛门，就会起效了。

爱心叮咛

补充鱼肝油、鱼油的宝宝便秘时，建议马上停补。因为鱼肝油、鱼油的油脂会与肠道内的钙等矿物质结合形成难排出的物质，使大便干硬，难以排出。

便秘宝宝要注意日常调理

便秘不能解决一次算一次，而且常使用开塞露也容易让宝宝形成依赖，所以最好能彻底解决便秘问题。

调整喂养方式

喂奶粉的宝宝要多喝水，也可尝试买一些奶粉伴侣，搭配着给宝宝食用。吃辅食的宝宝，要多吃蔬菜、水果，增加膳食纤维的摄入，这是解决便秘最好的办法。不喜欢吃蔬菜、水果的宝宝建议喂一些含有低聚糖的营养素，能补充膳食纤维，改善便秘。

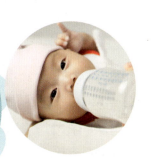

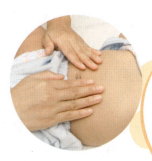

常做腹部按摩

腹部按摩可促进肠道蠕动，避免因为食物残渣在肠道内停留太长时间而导致水分越来越少，越难排出。按摩的时候，可以用一只手掌在宝宝肚脐周围顺时针打圈按摩，左腹力度稍大，右腹力度稍小。按摩建议每天早晚和中午饭前各一次。

训练良好的排便习惯

形成良好的排便习惯有助于预防便秘。每天早起或者每餐餐后，让宝宝排便，这样可以利用进食后的胃 - 结肠反射，实现顺利排便。每次可以训练 5~10 分钟，帮助宝宝养成良好的排便习惯。注意训练时间不能太长，宝宝的括约肌力量弱，时间太长，可能会导致脱肛。

爱心叮咛

家长要注意，如果每次换下尿布、纸尿裤，都能看到少量大便污染的痕迹，这也是宝宝存在便秘问题的提示。这是长时间便秘导致太多粪便滞留在直肠中，以致溢出的现象。

找到宝宝腹痛的原因

多数宝宝腹痛都是由消化功能不全、肠胃失调或饮食不当引起的，一般随着宝宝的成长、身体的发育，腹痛的情况就会减少。真正由严重疾病如肠套叠引起的腹痛很少，这类腹痛一般疼痛程度很严重，并会伴随其他症状，易于分辨。

肠绞痛可致腹痛

大多数宝宝的腹痛都是由肠绞痛引起的。肠绞痛可于宝宝2~3周时出现，到4~6个月以后，宝宝肠胃发育完善了，就会逐渐解除。肠绞痛引起的腹痛有以下4个基本特点。

1 宝宝阵发性哭闹。宝宝每周发生不可安抚的哭闹3天，每次哭闹至少3个小时，发作连续超过3周。这是由肠胀气引起的腹痛，宝宝哭闹的时候会时不时排气，每次排气后，肚子舒服一点，会消停一两分钟，然后又开始哭，一直循环两三个小时，直到不胀气了，哭闹就停止。

2 宝宝吃奶频繁，生长发育良好，甚至偏胖。有些宝宝，夜里可以连着睡四五个小时，但只要醒着就会不停地吃，这样的宝宝，频繁吃奶多数不是因为饿，而是因为肠绞痛。吃奶能缓解肠绞痛，而频繁吃奶，可能会导致宝宝偏胖。

3 易吐奶、排气多，大便偏稀、泡沫多，但生长良好。正常的肠胃蠕动是规律、平缓的，而肠胃蠕动忽快忽慢时，就会引起宝宝出现肠绞痛。有肠绞痛问题的宝宝一般消化都不太好，也容易胀气，肠绞痛时会吐奶、频繁排气，大便偏稀、有泡沫。

4 睡眠不安，易被惊吓、突然惊醒。这些都是肠绞痛的症状，都可能是因为肚子突然疼了一下把他惊醒了。

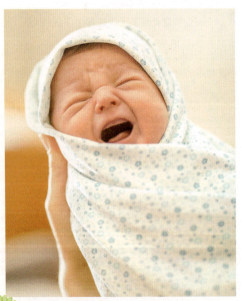

爱心叮咛

有肠绞痛的宝宝，特别是因为肠绞痛正在哭闹的宝宝，抱在怀里的时候应尽量让他面朝下趴在手臂上，让他的整个腹部被手臂支撑着，会让他好受一点。

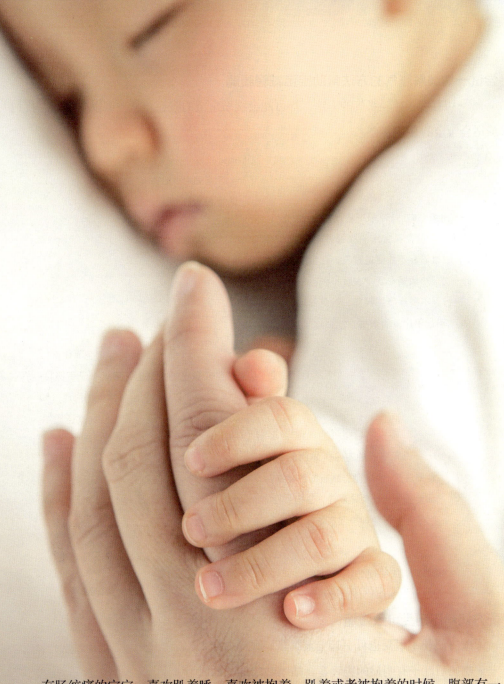

　　有肠绞痛的宝宝，喜欢趴着睡，喜欢被抱着。趴着或者被抱着的时候，腹部有一定的压力，能让宝宝感觉舒服点。宝宝肠绞痛不是很严重的时候可以多让他趴着睡。另外，可以顺时针帮宝宝按摩腹部，帮助排气。如果肠绞痛严重，宝宝哭闹厉害，吃奶、睡眠都受到严重影响，应该带他看医生，开一些西甲硅油，喂奶前滴入他的口腔，可以安抚肠胃，缓解不适。

尝试一切缓解胀气的方法帮助宝宝减轻腹痛

一切有助于减轻胀气的方法，都可能会缓解宝宝的腹痛，家长可以多尝试，找到最适合宝宝的那种方法。

竖抱

吃完奶、拍完嗝后，可继续竖着抱宝宝一段时间，直立可促进消化，有助于预防胀气。

热敷

用热毛巾、热水袋或者浸热自己的手掌，覆盖在宝宝的腹部并轻轻按摩，试试看能不能促进排气，让宝宝安静一些。热敷要在宝宝衣服和被盖底下进行，不要让腹部裸露，以免着凉引起更严重的胀气。

按摩腿脚

可以在吃完奶后，让宝宝面朝前坐在自己的大腿上，家长一只手握住宝宝的一只脚，轻轻按摩他的脚底、脚后跟和小腿。这种方法已经被证明能有效地让宝宝安静下来，并促进宝宝消化，减少腹胀。

妈妈少吃易胀气的食物

母乳喂养的宝宝，妈妈的饮食要注意，少吃会引起胀气的食物，如全麦面包、粗燕麦片、牛奶、豆浆等，避免加重宝宝胀气。

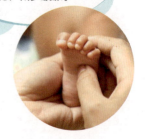

配方奶粉不耐受可致腹痛

配方奶粉不耐受也可引起宝宝腹胀、腹痛。如果宝宝吃奶后肚子有明显的肠鸣音，咕噜咕噜的，同时伴有腹泻，就可能是配方奶粉不耐受。配方奶粉不耐受和肠绞痛最明显的一个区别是宝宝发育会迟缓，不及同龄宝宝，而有肠绞痛的宝宝发育不会受影响。

腹泻、腹胀的宝宝，如果是蛋白质不耐受，就改用水解蛋白奶粉或者氨基酸奶粉；如果是乳糖不耐受，就吃一些乳糖酶，帮助消化，情况很快就会好转。

爱心叮咛

哺乳期妈妈压力大、情绪不佳或者吃饭狼吞虎咽也可加重宝宝腹胀，所以妈妈要注意自己的状态。

宝宝腹痛时，家长先做 3 项检查

已经过了肠绞痛、乳糖不耐受阶段后，当宝宝出现腹痛并伴有发烧时，家长最好从以下方面先检查一下。

1 看宝宝有没有尿道感染，是否有发红、肿胀现象或者突然尿床。如果有，则可能是尿道感染引起的腹痛。这时候需要多给宝宝喝水，大量排尿可以缓解症状，促进痊愈。穿开裆裤的宝宝尤其是女宝宝，要及时穿上满裆裤。如果宝宝多次发生尿道感染，就要看医生了，避免危害肾脏。

2 检查下扁桃体有没有发炎，看咽部是否明显发红、肿胀。扁桃体发炎也可引起腹痛。扁桃体容易发炎的宝宝，平时要注意预防感冒，并且经常用淡盐水或者专用预防扁桃体炎的漱口水漱口，有较好的预防作用。

3 摸摸宝宝腹股沟处是否有一颗隆起的囊肿。如果有可能是腹股沟疝气，要带宝宝去看医生，学习护理，看能否推回去，能否自行痊愈，如果不行需要考虑手术。

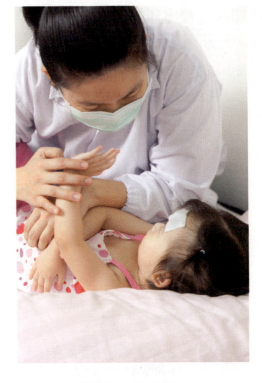

严重疾病导致的腹部疼痛

有些严重疾病，如肠套叠、盲肠炎等，都会引起腹部疼痛，要引起重视。

宝宝腹痛并伴有发烧、恶心、呕吐、疲倦、便秘、腹泻等症状时，最好及时去医院确诊。

肠套叠引起的腹痛，疼痛感会非常强烈，所以，当宝宝因腹痛而哇哇大叫或尖声哭泣，且伴有呕吐症状，但腹壁摸着柔软不僵硬的，应及时送医确诊病因。

爱心叮咛

某些寄生虫也可能引起腹痛，不过现在卫生条件好，由寄生虫引起的腹痛已经比较少见了。预防这种疾病，家长平时注意卫生，勤帮宝宝洗手就没问题了。

照顾好爱出汗的宝宝

宝宝身体其他部分的毛孔开放很少，自主神经发育尚不成熟，因而约有 50% 的热量，都是通过头部皮肤散发的。因此，很多宝宝头上总是湿漉漉的，出汗特别多，甚至睡着了也会出汗，这都是正常的。而宝宝穿得较多时，也会引起汗多。

宝宝汗多的主要原因

身体发育不完善。

穿得太多。

宝宝的新陈代谢较成人快，体内产热比成人迅速，需要快速散发，所以汗多。

宝宝的活动量大。只要仔细观察就会发现，宝宝总是一刻不停地伸胳膊蹬腿，另外，宝宝吃奶、哭闹、洗澡时，都会增加活动量，引起头部大汗。而个性活泼、上蹿下跳的宝宝往往比安静的宝宝更多汗。

因此，宝宝出汗多时，妈妈们要把宝宝的衣服、被盖调整合适，只要宝宝不是时时大汗淋漓，那就不需要过于担心了。

爱心叮咛

宝宝剃头后，光头摸上去很多时候都是比较热的，一般都不是发烧，而是大量热量从头部散发出去而导致的，不需要怀疑是发烧了。

汗多与缺钙没有直接关系

我家宝宝比较活泼，爱玩爱跳，经常汗津津的，奶奶带出去玩的时候，就不时有好心人提醒宝宝这么爱出汗，是不是缺钙呀？有没有查过微量元素呀？弄得奶奶都有点担心了，回来后建议我带宝宝查微量元素，万一宝宝真缺钙呢？其实，真的没必要汗多点就联想到缺钙。缺钙是会汗多，但是汗多不一定是缺钙。只要宝宝精神好、吃得好、睡得好、长得好，汗多点也没问题，不是病态。

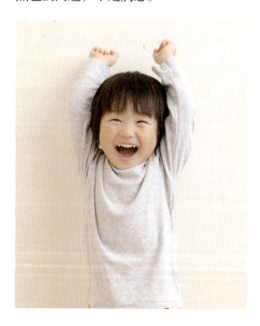

出汗多要多补水、防着凉

宝宝衣物合适，但仍然出汗多的时候，一般不需要担心是有什么疾病，做好以下3点就可以了。

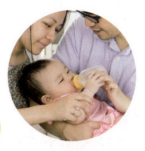

多补水

出汗就意味着有很多水分流失，流失了水分自然就要补足，以防脱水。宝宝出汗多，同时尿色发黄、味道重，就一定是缺水了，要多给宝宝喂水。如果宝宝之前都是喝果水、糖水，而拒绝白开水，可以在水里加些果汁、糖等，先让宝宝补充水分，纠正不良习惯不在这一时半刻，以后逐渐减轻水的甜味就可以了。

补水的同时也要注意各类营养物质的补充

出汗不只是会导致水分流失，钠、钾、钙、镁、维生素 C、维生素 B_1、维生素 B_2 等也会有所流失，所以要给宝宝均衡合理的饮食，以补足流失的营养。另外要多给宝宝提供优质蛋白质，因为出汗多，机体失水多，蛋白质分解会加速，所以也需要补充。

注意预防感冒

汗多的时候见风最容易受凉感冒，所以在宝宝汗多的时候，要注意避免宝宝受凉。

当家长带宝宝进入温差较大的低温环境时，尤其要特别注意宝宝有没有汗。比如从炎炎烈日下进入有空调的商场前，最好站在门口不是很热也不是很凉的地方，让宝宝落落汗再进去。

宝宝身上有汗的时候，也不能直接进入大风环境中，大风可以让宝宝开放的毛孔直接关闭，将没有散完的多余热量积存在体内，引起发烧。另外，宝宝身上有汗的时候，不能让他直接对着风扇吹。

爱心叮咛

如果宝宝汗多并伴有一些疾病症状，比如方颅、低烧、食欲减退、消瘦、关节疼痛等，最好带他到医院做检查。出现这种情形的宝宝有患上佝偻病、结核病、风湿病等疾病的嫌疑。

别擅自给宝宝用药

私自用药的 3 大危害

很多不同的疾病表现出来的症状却差不了多少，需要拥有专业知识并且经验非常丰富的医生来判断。家长仅凭几次经验或道听途说，就擅自给宝宝用药是很不负责任的，可能会给宝宝造成严重的危害。

1 人体是一个有机运作的系统，不对症用药会危害人体的正常功能，这种伤害可能需要很久才能恢复，也有可能无法恢复。宝宝的身体发育不完善，用药更需谨慎。

2 用药不起效时才找医生，宝宝就需要继续用药，会增加宝宝的身体负担，而错误用药，使宝宝的病情不能及时控制，可能会恶化，使宝宝受更多的罪。

3 药物联用有很多相互制约问题，方法不当可能会使得药效相抵或药物成分重叠，导致疗效降低；或药物过量，造成中毒。

门诊案例

曾经有对夫妻带着宝宝来看医生，说是感冒咳嗽 1 周了不见好，安排宝宝做血常规，做完之后发现白细胞特别低，已经到临界值了，询问过后发现是因为家长自己喂宝宝吃了 1 周的消炎药。只得告诉他们，不能再给宝宝吃了，这样治不了病，反而会添新病，因为宝宝根本就没有发炎。

是药三分毒，宝宝的脏器发育还不全，用药太随便可能会造成严重后果。

用药两三天情况不见好要再次看医生

一般疾病用药 3 天左右就会见效，如果自己给宝宝用药了，连续用药 3 天，病情仍不见好，要尽快看医生，不要再私自给宝宝换药物治疗了，以免因私自用药，而造成严重不良后果。如果是医生开的药，要问清楚几天能见效，见效会有什么表现，不见效又有什么表现，几天应该再次到医院复诊等。如果到了该见效的时候不见效，就要再次到医院检查。

不要随意改变药物的用法、用量

宝宝因为病情反复而再次就诊的不少。病情反复很重要的一个原因是中途停药。病好了，考虑到药物副作用，家长们就给宝宝停药了，谁知道第二天又有症状了，其实症状刚消失时病还没痊愈，病根还在，停药会导致病情反复。因此，家长不要随意让宝宝停药，一定要按照医嘱服药，用法、用量正确，才能在确保疾病痊愈的情况下给身体机能最大的保护。

该用多久就用多久

如果医嘱用药3天，就不要只用2天，特别是消炎类药物，要用足天数才能彻底杀灭致病因子，避免病情反复。如果擅自停药，病情反复后，致病菌已经产生耐药性，必须用更强力的消炎药才行，而且仍然要用够足够的天数，宝宝要重新承受一遍药物副作用，伤害会更大。

该用多少就用多少

严格按照医嘱用量用药，不要擅自加量或者减量。医嘱用量都是经过试验证明的，既能有效对抗疾病，又不会过分增加身体负担，副作用也不会影响健康。家长不要因为求愈心切，就擅自加量，疾病痊愈需要一定的时间，并不是加大药量就能恢复快一点的。

另外，有些家长也不要太过谨慎，随意减量。药物量少了，在体内达不到有效浓度，不能完全控制体内病原微生物，病程就会迁延。患病时间太长，对宝宝健康的损害也很大。

多长时间用一次药就多长时间用一次

一般药物都是隔4个小时服用1次的。家长如果注意药物说明书，就能看到很多药物说明书都明确了药物在体内多长时间能达到什么样的浓度，而药物在体内维持一定的浓度达到一定的时间，才具有治病的效果，所以用药时间要规范，需要隔几个小时服用1次就隔几个小时，不要想起来就服用1次，忘记了也无所谓，这样疾病很难痊愈。

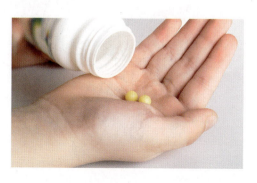

爱心叮咛

最好给宝宝准备一只喂药勺，上面有刻度，喂糖浆等液体类药物的时候能更准确地把握药量。

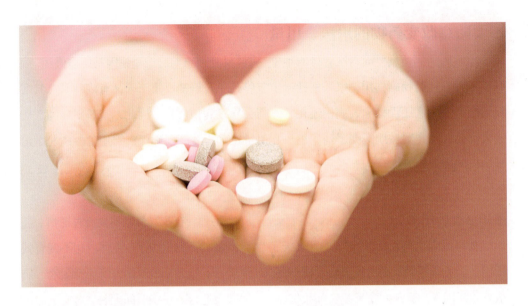

不要频繁更换药物

有的家长耐不住性子，一种药物用了几次甚至只用了一两次就认为没效果，进而质疑药物、质疑医生，然后频繁更换药物、更换医生。事实上，药物起效是需要一定时间的，频繁更换不但不利于治病，而且会让身体产生抗药性，让治疗变得更复杂，使疾病迁延更难愈。

饭前饭后还是饭中服用，要遵医嘱

宝宝用药一般都是在饭后。饭后服药可减少药物对胃肠的刺激，减轻不适感。所以不要擅自改到饭前服用。饭前服用，宝宝可能是空腹，服下去的药物会严重刺激胃部，引起胃部不适，还容易引发呕吐。另外，有些药物是建议饭中服用的，那就一定要在进食的过程中用药，这类药物对胃部刺激性更大，更要坚持按照医嘱服用。

没生病别用药

药物是有适用症的，也就是说要先生病了，然后才用药。建议家长千万不要给宝宝进行预防性用药。药都有一定的副作用，没病吃药百害无一利。防病、抗病绝对不能靠提前吃药。提前吃药的后果非常严重，宝宝机体能力可能会被严重破坏，从而使宝宝患上更大的疾病。

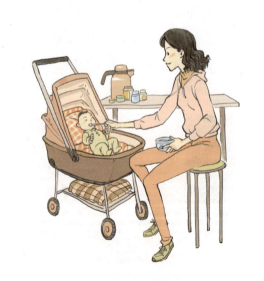

能吃药就不打针，能打针就不输液

口服、肌肉注射和静脉注射都是给药方式，这3种方式里，世界卫生组织推荐的使用次序首先是口服，然后是肌肉注射，最后才是静脉注射。

静脉注射的风险远大于口服和肌肉注射

近些年因为输液事故导致宝宝死亡的报道时不时出现，说明静脉注射的风险性较大。我们可以了解一下在这3种给药方式下，机体对药物的吸收过程。

口服是通过肠胃消化、吸收，经过肝脏解毒，再进入血液循环的。

肌肉注射是通过肌肉吸收进入血液循环的。

静脉注射是直接进入血液循环的，快速与体内血液融合。

所以，输液产生不良反应的概率较高，速度会快很多。一旦过敏，宝宝的器官会迅速衰竭，严重时会导致死亡。输液各环节中，储存、配备、配伍、给药等任何一个环节出现错误，都可能导致不良反应发生，可能就是要命的事。

家长要站在宝宝长期健康的角度考虑问题

还有些家长比较性急，在医生明确说明口服药就可以治愈的情况下，还是坚持要输液。这主要有2个原因：一是宝宝吃药，配合度不高，家长喂药比较劳神；二是输液起效快，能快速缓解病情，也能缓解大人的情绪。

这些情况，作为医生我们也能体谅。但我仍希望家长能站在宝宝长期健康的角度考虑问题，别轻易选择输液。输液导致的事故不断见报，是在警醒我们不能再把输液作为常规医疗手段了，要谨慎对待。

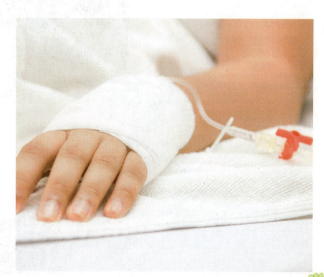

"小药"也不能滥用

不少人把一些非处方小儿常用药叫做"小药"，包括感冒药、消炎药、消化药、降火药等。这些药在家长心里是善良无害的，从而使"小药"有被滥用的趋势。案例中的宝宝就是因为滥用了消食药而导致发育缓慢的。所以，即使是"小药"，也不要擅自使用。服用"小药"也要根据说明书使用，使用几天就停止，不要长期、频繁地用。宝宝有不适的时候，如果症状较轻，不需要看医生时，还是尽量通过饮食调节、身体锻炼来改善。症状较严重，就要看医生了。

门诊案例

有位妈妈因为她家宝宝消化不好，总是积食，她就每天给宝宝喂两次消食药，喂药后宝宝的胃口就会好点，但一停药马上就又不吃了，那位妈妈不得不一直给宝宝喂消食药。后来，她家宝宝的体重、身高都出现了发育缓慢的问题，于是就来问问我怎么办。

这就是一个滥用"小药"的典型例子。

这个宝宝经常积食，消化机能可能本来就不好，长时间服用药物，会使机能进一步下降。而有些消化药物里含有一定量的泻药成分，会导致腹泻，让宝宝把还没消化完的食物残渣排出去，影响了营养吸收，长期如此就会导致宝宝发育缓慢。

实际上，这个宝宝胃口好转之后就不用再吃药了。

爱心叮咛

购买药物，家长要注意看说明书，甚至可以打电话咨询医生或者上网查一下相关药物知识，这会让你不那么心安理得地滥用"小药"。

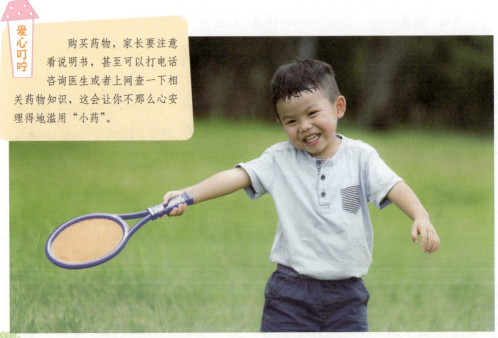

退烧药的选择和使用

退烧药是每个家庭都应该常备一点的，布洛芬和对乙酰氨基酚片是世界卫生组织推荐使用的两种安全、有效的退烧药物，每个家庭可各备一支。

退烧药应该什么时候用

布洛芬和对乙酰氨基酚退烧效果很好，短时间就可以降温，这也就意味着其副作用较大，要尽量少用。

如果发烧超过 38.5℃，但是没有明显不适，宝宝仍然玩得好、吃得好、睡得好，可以不用退烧药。

如果宝宝有明显不适，即使体温没达到 38.5℃ 也要用退烧药。

如果宝宝有过高热惊厥的经历，再次高烧的时候再次惊厥的可能性更高，建议尽早用退烧药。用了退烧药之后，在温度还没有降下来之前，则要同步用物理法降温，直到体温完全降下来，可避免宝宝在药物起效之前发生惊厥。

就我自己的宝宝来说，发烧超过 38.5℃，但没有再继续快速上升的情况下，如果是白天我就尽量用物理法降温，温水澡是最常用的方法，同时多喂水。只有在夜里，为了让宝宝和大人都睡个好觉，恢复体力，才给他用退烧药。

小儿退烧药的主要成分是布洛芬和对乙酰氨基酚

宝宝用的退烧药主要是以布洛芬或对乙酰氨基酚为主要成分的药物，6 个月以上的宝宝两种都可以用，3 个月以上的可用对乙酰氨基酚为主要成分的退烧药。以这两种成分为主的退烧药有混悬滴剂和悬浮液两种，宝宝 3 周岁以下可以用滴剂的，3 周岁以上用悬浮液。滴剂的比液体的浓度大，喂的量小，喂药比较容易，适合喂小点的宝宝。

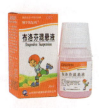

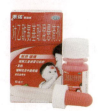

爱心叮咛

在使用退烧药的同时，必须给宝宝多喝水，发烧会消耗很多水分，退烧时宝宝会出大量汗，也会流失水分。如果不补充水分，宝宝容易脱水。

布洛芬和对乙酰氨基酚可交替使用

布洛芬和对乙酰氨基酚退烧效果都不错，由于组成成分不同，所以副作用也不一样，建议连续使用退烧药的时候，两次用药可以用不同的，这次用布洛芬，下次就用对乙酰氨基酚，或者两次患病中，这次发烧用了这一种，下一次就用另一种，以减少药物成分在体内的积累，减小副作用。

但是，绝对不能混合使用，就是同一次把两种或者两种以上的退烧药都吃下。药物混合使用可能造成用量不足或者过量。

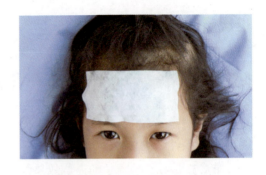

爱心叮咛

两种退烧药的作用时间不同，布洛芬为6~8小时，对乙酰氨基酚为4~6小时，两种药物都是在24小时内使用不能超过4次，交替使用的时候要注意其时间间隔。

退烧栓和退烧贴可配合使用

退烧栓可以在宝宝吃不了口服药的情况下使用，比如拒绝吞咽、服用后呕吐等，有可能降温效果不是很好，但也能阻止体温继续升高。

退烧贴本质上是一种物理降温法，是用冷凝胶敷在额头或者大动脉上降温的一种方法。

这两种退烧手段都没有口服退烧药有效，在降温不力的情况下还是要口服退烧药。

不要期待一次用药就控制住发烧

感染引起的发烧一般都要持续一定的时间，感冒最长可发烧72小时。用了退烧药后，药效一过，体温再次升高很正常，不要期待一次用药就把体温控制住，而且一次用药就将体温控制住也不见得是好事，这样的药物可能含有激素。地塞米松就可以控制一整天不发烧，它就是激素。

宝宝烧一段时间，比如一夜或者一天，没用退烧药，或者用了退烧药而药效已经过了，仍然没有再次发烧，那就说明病原体已经得到控制了。如果持续发烧，药效一过就烧起来，持续超过24小时，一定要尽快就医，避免发生严重感染。

爱心叮咛

不管宝宝多大，都不能超剂量使用退烧药。使用超剂量退烧药可导致脱水、体温过低，严重的可致休克、死亡。所以家长在给宝宝用药时，一定要认真看说明书，注意用法、用量。

抗生素不能滥用，但该用还得用

近几年，世界范围内都在号召少用抗生素。大多数家长都对此有了一定的了解，已经学会尽量避免使用抗生素，能不用就不用。但是如果发生了细菌感染，就还是该用抗生素。

抗生素滥用必须遏制

滥用抗生素会增强抗药性致病菌的抗药性，使其不断变异，最终很可能突变成超级细菌。

超级细菌是什么呢？

超级细菌就是目前没有任何一种抗生素能够抑制或者杀灭的细菌，被这种细菌感染，最高级的抗生素都无能为力，最后只有一种结果，就是死亡。我国目前因为感染超级细菌而死亡的人数每年有8万之多，其中宝宝就占有相当大的比例。

所以，滥用抗生素的行为必须遏制，妈妈们不要私自给宝宝服用抗生素，带宝宝看医生的时候，如果开了抗生素类药物，要确认是否必要。普通感冒、非细菌性腹泻、疱疹性咽峡炎、过敏性咳嗽等都不需要用抗生素。

细菌性感染必须使用抗生素

宝宝患病，一般都是病毒性感染，即使高热到40℃，也没必要用抗生素。但如果被细菌感染了，就一定要使用抗生素。

抗生素使用量要充足，时间要足够

抗生素对抗致病菌有一个过程，先抑制后杀灭，一般需要3~5天时间才能真正杀灭细菌，阻止疾病复发。所以细菌感染后要坚持足量使用抗生素一定的时间。使用一两天，病情好转了，这往往是病菌被抑制，而不是被杀灭。如果此时停药，这些致病菌就会再次抬头，且具有了抗药性，之前使用的抗生素可能就不管用了，需要用更高级的抗生素才能抑制住。

所以，使用抗生素一定要遵医嘱，足量、按疗程使用，不要病情有起色就停用。

爱心叮咛

头孢类、青霉素、氧氟沙星、四环素、磺胺、环丙沙星、氯霉素、阿莫西林等都是抗生素，家长看到这样的字样，都应谨慎对待，不要糊里糊涂地使用。

成人药物不能给宝宝用

此前有项调查显示，几乎所有家长都认为宝宝用药和大人用药的区别只是剂量不同，因此成人药物只要减量就可以给宝宝吃了。还有 80% 的家长都承认曾经给宝宝吃过成人用的药物治病。这对宝宝的健康来说非常有害。

很多成人用着安全的药物都对宝宝有害

药物本身对宝宝有害

宝宝身体还没有发育完全，成人用的安全药物，宝宝用了可能会引起程度不同的损害，比如增强胃蠕动、减轻胃不适的吗丁啉（潘立酮），宝宝服用了可致中枢神经损伤，1 周岁以下的宝宝禁用；驱虫的阿苯达唑、甲苯达唑，宝宝用了会损伤肝肾，2 周岁以下的宝宝禁用；消炎、抗过敏的滴鼻净，宝宝用了可引起中毒，严重者可危及生命，婴幼儿禁用。

药物剂量对宝宝来说过大

比如西地兰、氨茶碱、麻黄素、心得安、苯妥英钠等，宝宝使用剂量比成人要小得多。如果给宝宝使用，需要把一片分成几份多次服用完，剂量很不好把握，多了容易产生毒性反应，少了起不到治疗作用。

还有些药物，比如胶囊、缓释片、控释片、多层片、肠溶片等，在药物进入人体后的吸收都做了定时或者定向保护，宝宝使用时，又必须做分割，其药效就会降低甚至完全失去。

因此，能不用成人药物就尽量不用，宝宝需要用药时，尽量看医生，用儿童专用型药物，如口服液、颗粒等。

爱心叮咛

现在的确是有些药物没有儿童剂型，医生会给开成人用制剂，这时候一定要牢记医嘱，用法、用量都要正确，别搞错。如果医嘱和说明书不符，一定要找医生确认。

中药也需慎用

大多数人认为中药副作用小，西药副作用大，给宝宝用药中药比西药好。然而这是个误会，中药不比西药更安全，使用同样需要谨慎。

中药副作用大多不明确

很多中药的药品说明书很简单，一般都写着"尚不明确"，"尚不明确"并不是指没有副作用，而是没有经过相关的临床实验、没有收集到相关实验数据的意思。因此，中药也不是一定安全的，不能私自给宝宝服用。

用中药最好经过中医诊断

中医讲究辨证论治，方法不对就可能导致用药无效或者加重症状。举个简单的例子，比如中药味苦难咽，家长会给宝宝加点糖，这里面就有很大的学问，如果药物是热性的，加了白糖，或者药物是凉性的，加了红糖，都会降低药物疗效。所以，家长不要自行给宝宝用中药。

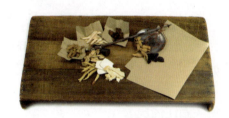

这些家庭常备中药，宝宝不可以随意服用

六神丸	里面含有雄黄、蟾酥这两味毒性药材，使用时需要严格控制剂量，一旦过量，可引起消化系统、循环系统等机能紊乱，出现呕吐、恶心、惊厥、心率失常等严重不良反应
珍珠丸	也是一些家庭会备的中成药，其中含有朱砂，这种药材少量服用可解毒、安神、定惊，但是超量或者长期服用，会引起记忆力减退、兴奋性增强、不安、失眠等问题
藿香正气水	含酒精，幼儿应在医生指导下服用
仁丹	含朱砂，儿童应在医生指导下服用
麻仁润肠丸	可致腹泻，儿童不宜长期服用

宝宝输液时家长要守在旁边

如果宝宝的病情需要输液，输液的过程中，家长特别是妈妈，一定要守在身边，能更好地稳定宝宝情绪。另外，守着宝宝输液，不只是陪伴，不能干站着，需要做的事还是比较多的。

安抚宝宝情绪，满足宝宝需求

宝宝生病，本身很不舒服，输液时被反复摆弄，情绪会更加糟糕，所以哭闹不安很正常，家长要好好安抚，避免因为哭闹、手脚乱动而导致针头松动和移位。高烧的宝宝在输液过程中，还要多喂温开水，帮助降温。另外，宝宝也可能会饿，要及时哺喂母乳或者喂配方奶粉。输液会使体内水分量迅速增加，使宝宝的尿增多，若宝宝尿湿裤子要及时更换，避免着凉。小点的宝宝最好穿纸尿裤，并定时更换。

关注滴注情况

输液的时候，注意不要把流速调得太快。护士调好之后，自己只能调慢，不要调快，药物进入体内速度越快，对身体刺激越大，对心脏和药效都会产生影响，会引起宝宝较大的不适感。

注意不要把药瓶吊得太高，吊得高，液体受压力较大，滴注速度也会加快。

时不时看看输液管里是否进入空气。如果有气泡，要马上关掉输液器，请护士处理，避免危险。

如果扎针的部位迅速肿胀，可能是针头移位，也要关掉输液器，请护士处理。

及时发现输液反应

输液时身体发生的不良反应就是输液反应。输液反应多发生在输液开始后的 30~60 分钟，滴入液体 100~250 毫升时，所以在这个时间段要特别注意，如果出现了以下输液反应，要马上停止输液，由医生做出决定，可以继续输液的要更换输液器和液体，反应严重的需要进行治疗。

怕冷
寒战
脸色发紫
紧接着发烧
高烧至 39~41℃ 或更高
恶心
呕吐
烦躁

爱心叮咛

宝宝输液的时候，可用温热的物品，比如手、毛巾等，包着输液管，液体温度稍高一点，输液引起的不适感会少一些。

家里备药要注意安全

很多人家里会备有给宝宝用的应急药物，家长们一定要注意这些药物的存放及使用安全。

放在宝宝拿不到的地方

药品要放在宝宝拿不到的地方，最好是锁起来。宝宝小的时候尚可以放在高一点的地方，过了2周岁，最好锁起来，因为此时的宝宝会借助板凳、桌子、床等够到高处的物品。拿到手了就可能会吃下去。

经常检查是否过期

药品要在保质期内使用，这很重要，一旦过期就容易产生很大的毒性。平时家里的备用药要经常收拾、检视一下，如果有过期的马上拣出来。需要用药的时候，第一件事也是看看保质期过了没有，过了就不能再用。

按照说明书上的要求存放

一般药物都要求存放在通风、阴凉的地方，一般在背阴处的柜子找个抽屉锁起来就可以。不要放在厨房靠近灶台的地方，也不要放在冰箱里。在不适合存放药品的地方存放药品，保质期内也会变质，会导致药效降低或者产生毒性。

别拿错药物

如果吃错的药物是对肝肾、神经等有较大损伤的药物，量又比较大或者服用时间比较长的话，后果就比较严重了。

所以，给宝宝用药的时候千万别慌，一定要耐心看说明书，避免拿错。另外，药物一定要放在原来的包装里，并且保留说明书。如果药物和药瓶或包装盒不符，即使当时知道，时间长了就容易记错或根本不记得。

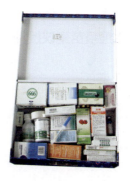

用完药后，一定要把药放入原来的包装里，并保留说明书，以免再次用药时，给宝宝服错药，造成不良后果。

> **爱心叮咛**
>
> 过期的药不要随意丢弃，以免污染环境，甚至被黑心商家重新利用，最好看当地是否有回收的部门。如果自己处理，能溶于水的冲入下水道，不能溶于水的去掉包装，封入信封丢弃。

计划外疫苗该不该接种

计划内疫苗因为没得商量，家长也就不作其他考虑地接种了，但是有些计划外的疫苗，是不是要接种就有些犹豫了，不止一位家长问过我，某某疫苗要不要打，打了会对宝宝有什么不良影响，如果应该打，为什么不列入计划内等问题。看来家长对计划外疫苗还是需要了解一些的。

计划外疫苗和计划内疫苗的区别

计划内疫苗是针对感染性强、流行地区广且致死率、致残率都非常高的传染病的，是国家计划内强制接种，并给予优惠的疫苗。

计划外疫苗针对的传染性疾病可能流行不广，比如出血热只在局部流行；也可能可自行痊愈，不会发生严重后果，如风疹、水痘等；有的仅对体弱的宝宝危害大，对健康宝宝没有威胁，如流感、肺炎、B型流感嗜血杆菌感染等，所以国家不对这些疫苗接种进行强制要求，家长可自行选择。

至于宝宝接种后会发生的不良反应，计划内和计划外的疫苗都是一样的，没有本质区别。

计划外的腮腺炎和水痘疫苗建议接种

水痘疫苗

除了有严重疾病史、过敏史和免疫缺陷的宝宝，平时抵抗力较差的都建议最好接种水痘疫苗，避免在将来过集体生活的时候被传染。

不接种也没关系，水痘是可以自愈的疾病，产生并发症的概率较低。即使护理不当，也仅是留几个小疤而已。

腮腺炎疫苗

腮腺炎本身不是大问题，很快能痊愈，但是并发症较多，容易并发脑炎、心肌炎、关节炎、卵巢炎、睾丸炎等，还可能导致耳聋，所以最好接种。

出生8个月还没有患过腮腺炎的宝宝建议接种腮腺炎疫苗，避免以后上幼儿园、上学时感染。患过一次腮腺炎的宝宝，以后不会再患，也就不需要接种了。

如果宝宝有严重感染性疾病史、过敏史，不建议接种腮腺炎疫苗。另外，如果接种了丙种球蛋白，要间隔1个月以上才能再接种腮腺炎疫苗。

爱心叮咛

计划内的疫苗必须接种完全，否则会影响入托、入学，计划外的不会有什么影响，要不要接种可自行决定。

轮状病毒疫苗建议小宝宝使用

轮状病毒是引起宝宝腹泻的主要致病源，但是较大的宝宝使用该疫苗副作用比较明显，小宝宝使用则副作用较小，可在宝宝2个月、4个月或6个月大时开始接种，在第一剂接种之后，每3周再接种1剂，连续接种3剂。

轮状病毒疫苗在接种第一剂后第5天，可能出现低烧、食欲不振、烦躁及活力下降现象，接种第二剂时可能只会出现低烧现象，接种第三剂时基本就没有不良反应了。

免疫功能不全的宝宝不能接种轮状病毒疫苗，中度发烧的宝宝也不能接种，轻度发烧的可以正常接种。

爱心叮咛

即使在接种轮状病毒疫苗的过程中，感染了轮状病毒，也要继续完成接下来的疫苗接种，仍然有保护作用。

流感疫苗和肺炎疫苗接不接种根据实际情况定

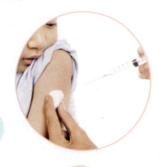

流感疫苗

流感因为种类繁多，所以接种疫苗针对性不强，可能与流行的病毒不相符而失去保护意义。身体健康、抗病能力强的宝宝可以不接种。不过如果宝宝疾病抵抗能力差，比如患有哮喘、先天性心脏病、慢性肾炎、糖尿病等疾病，则最好接种，能起到一点防护作用。

正在用激素治疗的宝宝不能接种流感疫苗。

肺炎疫苗

肺炎疫苗一般不建议健康宝宝接种，因为引起肺炎的细菌、病毒也同样种类繁多，疫苗的预防效果比较有限，注射也没多大意义。但反复感冒的体弱多病的宝宝建议接种，另外患有肾病综合征、淋巴瘤、心脏病、糖尿病、无脾综合征、鼻窦炎、中耳炎的宝宝最好接种。

甲肝流行高发区宝宝应接种甲肝疫苗

如果当地甲肝流行开来了，1周岁以上没有患过甲肝的宝宝最好接种疫苗，加以预防，尤其是与甲型肝炎病人有直接或者间接接触的宝宝，更要接种。患过甲肝的宝宝已经获得了抗体，有了免疫力，就不需要再接种了。

免疫缺陷、过敏性体质的宝宝不宜接种该疫苗。正在发热或患有传染病或其他严重疾病的宝宝不能接种，要延后。

2个月~5周岁宝宝建议接种HIB疫苗

HIB疫苗的全称是B型流感嗜血杆菌混合疫苗，是针对B型流感嗜血杆菌的疫苗，5周岁以下的宝宝感染这种细菌，会引起小儿肺炎、脑膜炎、败血症、脊髓炎、中耳炎、心包炎等严重疾病。世界上已经有国家将该疫苗纳入计划内了，我国多地建议接种。

计划内疫苗应该接种进口的还是国产的

国产疫苗和进口疫苗的主要区别是国产的是活疫苗，进口的是灭活疫苗。有种观点认为进口的更安全，这主要是针对有免疫功能缺陷或者正在接受免疫抑制剂治疗的宝宝来说的，这类宝宝如果接种活疫苗，可能会引起瘫痪。对一般宝宝来说没有大的区别，只是有的国产疫苗毒性大一点，引起的反应强烈一些，比如百白破疫苗，但并没有什么大的危害。相对来说，国产疫苗因为是活疫苗，其免疫时间长，能在肠道产生免疫抗体，免疫性更好。

所以，接种疫苗，进口的、国产的都可以，都是安全的。

3周岁过后建议定时监测

有些宝宝虽然也都按时接种了计划内的各种疫苗，但是在检测的时候会发现某种抗体水平偏低，已经没有预防相关传染病的能力了，需要补种。这是为什么呢？因为不同的宝宝有不同的身体特点，使得疫苗在体内代谢状况不同，这就出现了抗体在体内的水平和衰减速度、起效时间长短不同的现象，有的宝宝在接种疫苗一段时间后就会出现抗体水平偏低的情况。

所以，在宝宝已经不会再频繁接种疫苗之后，也就是3周岁以后，最好能每隔三五年进行一次健康检查，并检测体内各种抗体的水平，目前甲肝、乙肝、麻疹、风疹、腮腺炎、乙脑、水痘等的抗体都能比较容易检测出来。如果抗体水平偏低，最好补种，以更好地保护宝宝。

爱心叮咛

接种疫苗的时候，家长要跟接种人员咨询什么情况不能接种，并且将自己宝宝当前出现的异常状况告诉接种人员，避免出现严重过敏。

宝宝不愿吃药怎么办

宝宝不愿意吃药是很常见的事，不要捏鼻子灌药，容易误入气管，引起呛咳甚至更严重的问题，有时候好不容易喂进去了还会因为哭闹不止再吐出来，所以还是哄着宝宝配合顺利咽下去更好。

给宝宝的药尽量弄成液体状态的

宝宝专用的药物一般都比较好吞咽，大多是甜味或水果味的。如果没有甜味或者水果味的可供选择，可以在药物里加些白糖，掩盖一些药物本身苦涩的味道。液体状态的可以直接用勺子喂食；如果是粉状的、颗粒状的需要加水溶解成液体再喂食；如果是片剂的，可以碾碎，加水调成液体再喂食。

喂药时大人不要制造紧张气氛

相对于宝宝对药物本身的排斥来说，大人制造的恐怖气氛更让宝宝反感和抗拒，喂药时大人态度轻松，过程就会顺利很多。所以，给宝宝喂药的时候要多些耐心，语气轻松，就像平时喂饭、喂奶一样就可以了。喂不进去再想别的办法，不能太急，要有耐心。

喂药原则要谨记

给宝宝喂药时，要注意以下几点，以保证药效。

调和药物要用温开水，以免水太热破坏药效。

喂悬浮液时不要掺水，应在宝宝咽下药物后再喂等量的温开水。

宝宝服药后 30 分钟内如果发生大量呕吐，要再足量补喂一次。

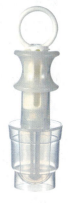

喂药时，如果宝宝挣扎、抗拒的行为太过激烈，可借助喂药器将药液送进宝宝的嘴里。

爱心叮咛

给宝宝喂药的时候注意调入的水不要太热，以免烫到宝宝。另外，勺子不要深入口腔太深，会引起恶心。如果宝宝有了不好的记忆，可能以后更加抗拒吃药。

小宝宝相对来说比较好喂

半岁以内的小宝宝相对于大宝宝来说，喂药反而轻松一些，他们的反抗力低，味觉也还不是太灵敏，记忆时间短，即使味道不是很好的药也能接受，而且很快就会忘掉不愉快的感觉，不会影响下次操作。

可以让小宝宝斜躺在大人怀里，头靠着大人臂弯，略向后仰。

大人一手拿药，一手压住小宝宝的下巴，他就会自动张开嘴，趁势用勺子或者滴管将药物倒入齿颊处或舌根处，让药物流入喉咙。

药物倒入后迅速给宝宝喂几勺水，将口腔中的残留液体冲入食道。

如果不太顺利，宝宝不配合，可以利用条件反射，在比较近的距离对着宝宝吹气，宝宝会出现张嘴、吞咽的反射动作，这时候就把药喂入口中，然后再喂点水就可以了。

大宝宝吃药需要多加引导

1周岁以后的宝宝虽然对吃药比较恐惧，但是好在宝宝已经能听懂话，对大人的鼓励和夸赞有期待了，所以语言鼓励比较重要。大人要耐心些，多变化一些花样激励他。可以给他找个榜样、找个伴儿，比如告诉他某某小朋友很勇敢，一点都不怕吃药，再比如让宝宝抱着小玩偶，妈妈假装给小玩偶喂一勺，再给宝宝喂一勺，或者妈妈假装吃一点，再给宝宝喂，都可能让宝宝顺利吃下去。如果乖乖吃药，就给他一个奖励，宝宝一般会做出对自己有利的选择，也就会乖乖吃药了。

另外，有些药物是可以和奶、饭一起吃的，把药物掺入奶中、饭中喂下是很方便的。所以医生开药的时候家长可以问下能否和奶、饭一起喂，如果能喂，就方便很多了。不过，这样喂药有个弊端，如果药物比较苦，宝宝可能会暂时连奶和饭都拒绝吃了。

宝宝吃药以后，可以给一颗糖，既能满足精神需求，又能去一下嘴里药物的味道。

针筒是个喂药神器

我家宝宝就属于喂药非常困难的，所以我那几年试了很多种喂药的方法，最终发现用针筒喂药特别省事。找个干净的、不带针头的针筒，抽入药汁，趁宝宝张嘴的时候塞入口中，用力一压，5秒钟完事，简洁利落。而且针筒直接将药汁射到了喉咙口，其压力迫使宝宝直接吞咽，吐出来的概率很小。

雾化吸入是很好的给药方式

如果宝宝非常抗拒口服药物，可以考虑进行雾化吸入，一些生理盐水、支气管扩张剂、激素、祛痰药都可以用雾化吸入的方式，宝宝一般不会很抗拒。雾化治疗感冒及支气管炎、肺炎等的效果都不错，只要规律地做就行。

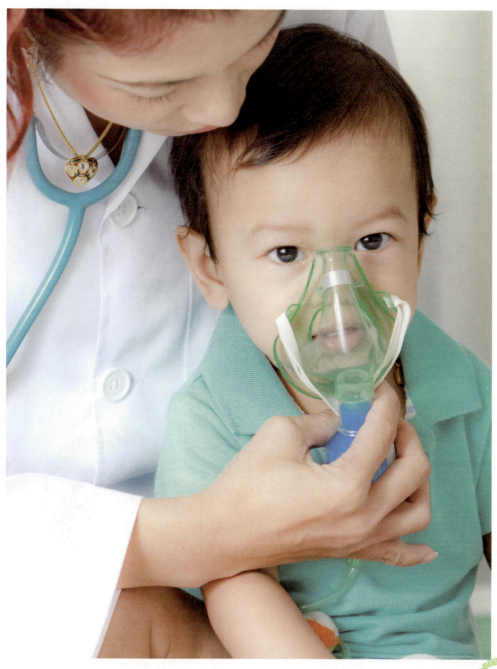

哺乳期妈妈不能随便吃药

　　绝大部分药物都会进入乳汁，哺乳期妈妈用药等于间接给宝宝用药，所以哺乳期妈妈吃药一定要小心，要看清说明书里是否注明哺乳期禁用或者慎用，最好咨询过医生再使用，且用药期间要注意以下问题。

哺乳期妈妈如果需要吃禁用药物，则必须暂时或永久停止母乳喂养。

慎用药物必须用时，需要暂时停止或永久停止母乳喂养。

普通剂量安全的药物对一般宝宝影响轻微或者没有影响，但也有少数过敏或特异体质的宝宝在哺乳期妈妈用药后会有不良反应。

　　还有一些药物，对宝宝本身健康没有什么不良影响，但是会影响妈妈泌乳，比如中药炒麦芽、花椒、芒硝，西药左旋多巴、麦角新碱、雌激素、维生素 B_6、阿托品和利尿药物等，都有回奶作用，哺乳期间不能吃。

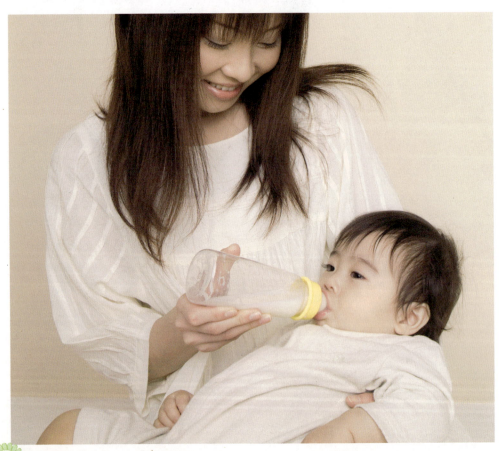

宝宝常用药的使用提醒

宝宝咳嗽、感冒、腹泻、消化不良，都有一些常用药，病情不严重的时候可以咨询医生或者药师使用。不过要注意正确使用，一定要认真阅读说明书。另外，也可以参考下表。

药物类别	药物名称	使用提醒
感冒药	小儿感冒冲剂	1. 适用于风热感冒，出现发热、咳嗽、流涕、鼻塞、痰多黏稠可使用。风寒感冒不宜使用 2. 用温开水冲服 3. 味道微苦，可少加水、多加糖，方便喂药 4. 有些宝宝服用后会腹泻，停药后可好转
	小儿复方氨酚黄那敏颗粒	1. 适合流行性感冒引起的发热、鼻塞、流涕、头痛、咳嗽等症初起时 2. 用温开水冲服 3. 服药 3 天后发热不见好转或咳嗽加重，需到医院检查、治疗
	小儿豉翘颗粒	1. 适用于感冒时伴有大便干燥、小便黄，平时饮食无度、生冷不忌的宝宝 2. 用温开水冲服
	小儿柴桂退热口服液	1. 适用于感冒后有面白怕冷、流清涕、发热不退、口渴不愿喝水等症状的宝宝。发热较高、面色红赤、咽部发红、扁桃体肿大的宝宝慎用 2. 服用时间不宜超过 3 天，容易伤胃 3. 服药后高热不退，要尽快到医院就诊
咳嗽药	清宣止咳颗粒	1. 适用于发热伴有咳嗽、痰液稀白、流清涕等症状 2. 不适合 1 岁以下的宝宝使用 3. 用开水冲服
	儿童清肺口服液	1. 适用于肺炎、支气管炎引起的咳嗽、气喘、痰多、黏稠等症状 2. 干咳无痰时不宜服用 3. 味道微苦，服用时可加白糖 4. 如果服药期间咳喘加重，需要及时去医院

药物类别	药物名称	使用提醒
咳嗽药	肺热咳喘口服液	1. 适用于感冒引起的咳嗽、痰黄、气喘、大便秘结等症状 2. 1 岁以下宝宝不宜服用 3. 温开水送服，大一点的宝宝可直接饮用
	易坦静糖浆	1. 适用于感冒引起的咳嗽、痰液黏稠及排痰困难 2. 服药期间多给宝宝喂水或者果汁，促进排痰
	小儿肺热咳喘口服液	1. 适用于感冒后或者呼吸道发炎后咳嗽伴喘、舌苔黄厚、口中有酸臭味等症状的宝宝 2. 体质虚弱、面色苍白、大便稀溏的宝宝不适合使用 3. 使用 5~6 天以后要及时停药，使用太长时间容易伤害宝宝体质 4. 用药后喘息加重，高热不退要及时到医院治疗
消食药	一捻金胶囊	1. 适用于宝宝厌食、腹胀、腹痛、大便秘结 2. 不要整粒吞服，可能卡喉。可用白开水送服或者溶解在牛奶、果汁里服用
	珠珀猴枣散	1. 适用于宝宝睡眠不安、食欲不佳、大便干燥或刚感冒时 2. 可用开水冲服，也可放到牛奶、果汁和粥里服用 3. 服药期间忌食生冷油腻食物，以免降低药效
	四磨汤口服液	1. 适用于宝宝消化不良引起的腹胀、呕吐、食欲不佳、大便干燥等症。腹泻、便稀的宝宝忌服 2. 温开水送服或者倒入容器中略加温再服用 3. 呕吐不止或者加重的时候要送医
	小施尔康滴剂	1. 适用于食欲不振、烦躁不安、夜惊多汗、反复感冒、贫血等症 2. 饭后服用，直接滴入宝宝口中 3. 服药期间忌食油腻、过甜食物
腹泻药	思密达	1. 适用于宝宝腹泻，特别是水样便的时候 2. 同时服用其他药物时，要提前 1 小时服用该药物 3. 不可久服，可引起便秘 4. 用水、果汁、米汤都可调服
	妈咪爱	1. 适用于消化不良引起的食欲不振，肠道菌群失调引起的腹泻、便秘、腹胀、肠炎等症 2. 可用果汁、牛奶、凉开水冲服。不能用温度高于 40℃的水冲泡，会影响药效

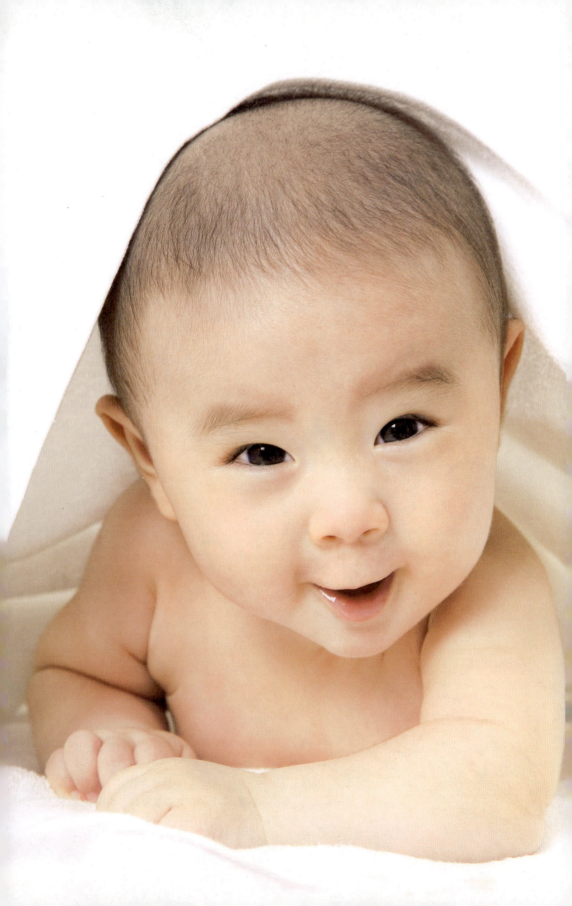

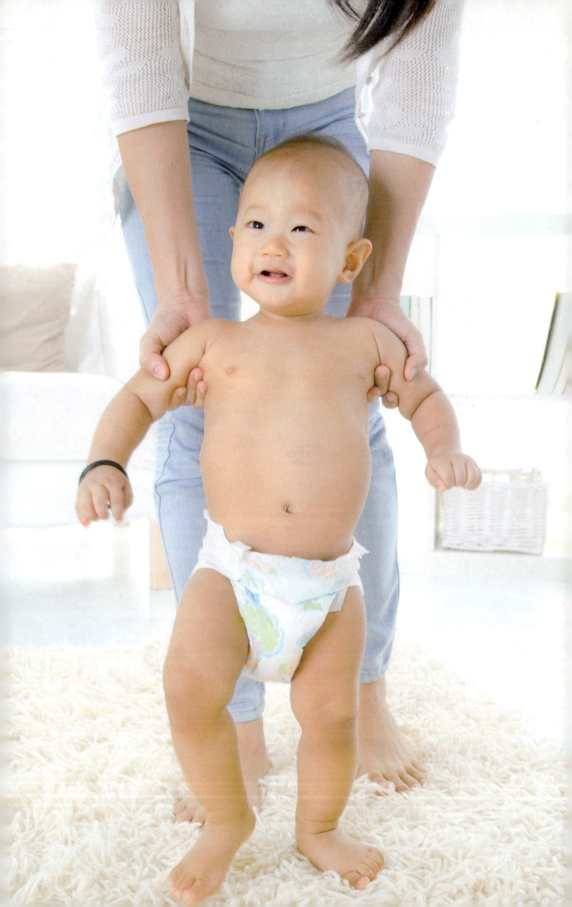